国家执业药师资格考试 必背采分点

药学综合知识与技能

主编 ◎ 张 旭

中国中医药出版社
·北京·

图书在版编目（CIP）数据

药学综合知识与技能/张旭主编.—2版.—北京：中国中医药出版社，2018.1

国家执业药师资格考试必背采分点

ISBN 978-7-5132-4598-2

Ⅰ.①药… Ⅱ.①张… Ⅲ.①药物学-资格考试-自学参考资料 Ⅳ.①R9

中国版本图书馆CIP数据核字（2017）第282196号

中国中医药出版社出版

北京市朝阳区北三环东路28号易亨大厦16层
邮政编码　100013
传真　010-64405750
三河市同力彩印有限公司印刷
各地新华书店经销

开本 787×1092　1/32　印张 11　字数 186 千字
2018年1月第2版　2018年1月第1次印刷
书号　ISBN 978-7-5132-4598-2

定价　38.00元
网址　www.cptcm.com

社 长 热 线　010-64405720
购 书 热 线　010-89535836
维 权 打 假　010-64405753

微信服务号　zgzyycbs
微商城网址　https://kdt.im/LIdUGr
官方微博　http://e.weibo.com/cptcm
天猫旗舰店网址　https://zgzyycbs.tmall.com

如有印装质量问题请与本社出版部联系（010-64405510）
版权专有　侵权必究

《药学综合知识与技能》编委会

主　审　田　燕
主　编　张　旭
副主编　杨春雨　田　力
编　委　刘鸿妍　高晓光　马楚楚
　　　　　　董　浩　白雅君　李　东
　　　　　　杨　丽　何　洋　王伟智
　　　　　　苏　莹　张国富

前 言

国家执业药师资格考试属于职业准入考试，凡符合条件经过考试并成绩合格者，颁发《执业药师资格证书》，表明其具备执业药师的学识、技术和能力。本资格在全国范围内有效。考试工作由人力资源和社会保障部、国家食品药品监督管理总局共同负责，日常工作委托国家食品药品监督管理总局执业药师资格认证中心承担，具体考务工作委托人力资源和社会保障部人事考试中心组织实施。考试分药学专业和中药学专业。由于考试重点、难点较多，广大考生在复习考试中很难适应，这对专业基础比较薄弱、信心不足的考生来说，非常有必要借助考试辅导用书来提高自身的应试能力。

应广大考生要求，多年从事执业药师考试考前培训的权威专家团队依据最新版"国家执业药师资格考试大纲"，编写了这套《国家执业药师考试必背采分点》丛书。本套丛书共7本，分别为《药事管理与法规》《药学专业知识（一）》《药学专业知识（二）》《药学综合知识与技能》《中药学专业知识（一）》《中药学专业知识（二）》《中药学综合知识与技能》。丛书将考试大纲和复习指导用书融为一体,根据考试真题或常考习题,划出"必背采分点",便于考生利用碎片时间复习;同时加入考试真题,帮助学生熟悉出题思路,使其临考不至于慌乱,并对难点和重点给予考点提示,便于考生掌握。本套丛书主要供参加国家执业药师资格考试的考生使用。

我们相信,只要考生们认真学习,在本套丛书的帮助下一定能够顺利通过国家执业药师资格考试。

《国家执业药师考试必背采分点》丛书编委会
2016年11月

编写说明

本书是2017年《国家执业药师考试必背釆分点》丛书之一，由多年从事执业药师考前培训的权威专家根据最新版执业药师考试大纲及考试指南的内容要求精编而成。

本书将考试大纲和复习指导用书融为一体，书中内容按照章节编排，包括神经与中枢神经系统疾病用药、药品调剂和药品管理、用药教育与咨询、用药安全、药品的临床评价方法与应用、药物治疗基础知识、常用医学检查指标的解读、常见病症的自我药疗、呼吸系统常见疾病、心血管系统常见疾病、神经系统常见疾病、消化系统常见疾病、内分泌及代谢性疾病、泌尿系统常见疾病、血液系统疾病、恶性肿瘤、常见骨关节疾病、病毒性疾病、妇科疾病与计划生育和中毒解救。以历年考试真题或常考习题为重点，划出"必背釆分点"，非常便于记忆。同时加入考试真题，并对难点和重点给出少量的"考点提示"，复习重点突出，便于考生掌握考试脉络。本书具有很强的针对性和实用性，供参加2017年国家执业药师资格考试的考生使用。

本书的第一章到第十六章由张旭编写,第十七章到第二十章由杨春雨、田力编写,其余编者在搜集、整理资料及书稿校正中承担了一定的工作,在此深表感谢。

本书涉及内容广,不妥之处恳请各位读者提出宝贵意见,以便再版时修订提高。

《药学综合知识与技能》编委会
2016 年 11 月

目 录

第一章 神经与中枢神经系统疾病用药 ………………… 1
  第一节 镇静与催眠药 …………………………… 1
  第二节 药学服务的能力要求 ………………… 2
  第三节 药学服务内容 ………………………… 6

第二章 药品调剂和药品管理 ………………………… 9
  第一节 处方 …………………………………… 9
  第二节 处方审核 ……………………………… 12
  第三节 处方调配 ……………………………… 20
  第四节 药品管理和供应 ……………………… 22
  第五节 药学计算 ……………………………… 30

第三章 用药教育与咨询 ……………………………… 34
  第一节 药物信息咨询服务 …………………… 34
  第二节 用药指导 ……………………………… 43
  第三节 疾病管理与健康教育 ………………… 51

第四章 用药安全 ……………………………………… 54
  第一节 药物警戒 ……………………………… 54
  第二节 药品不良反应 ………………………… 57
  第三节 药源性疾病 …………………………… 62

第四节　用药错误 ………………………………… 68
　　第五节　药品质量缺陷 …………………………… 71
　　第六节　特殊人群用药 …………………………… 75
第五章　药品的临床评价方法与应用 ……………… 90
第六章　药物治疗基础知识 ………………………… 97
　　第一节　药物治疗方案制订的一般原则 ………… 97
　　第二节　药物治疗方案制订的基本过程 ………… 98
第七章　常用医学检查指标的解读 ………………… 101
　　第一节　血常规检查 ……………………………… 101
　　第二节　尿常规检查 ……………………………… 107
　　第三节　粪常规检查 ……………………………… 110
　　第四节　肝功能检查 ……………………………… 111
　　第五节　肾功能检查 ……………………………… 114
　　第六节　其他常用血生化检查 …………………… 116
　　第七节　乙型肝炎血清免疫学检查 ……………… 120
第八章　常见病症的自我药疗 ……………………… 124
　　第一节　发热 ……………………………………… 124
　　第二节　疼痛 ……………………………………… 127
　　第三节　视疲劳 …………………………………… 132
　　第四节　沙眼 ……………………………………… 133
　　第五节　急性结膜炎 ……………………………… 135
　　第六节　上呼吸道感染与流行性感冒 …………… 138

第七节　鼻塞 …………………………………… 141
第八节　过敏性鼻炎 …………………………… 143
第九节　咳嗽 …………………………………… 146
第十节　口腔溃疡 ……………………………… 148
第十一节　消化不良 …………………………… 151
第十二节　腹泻 ………………………………… 153
第十三节　便秘 ………………………………… 157
第十四节　痔疮 ………………………………… 159
第十五节　肠道寄生虫病 ……………………… 161
第十六节　营养不良 …………………………… 162
第十七节　阴道炎 ……………………………… 167
第十八节　痛经 ………………………………… 170
第十九节　痤疮 ………………………………… 171
第二十节　荨麻疹 ……………………………… 174
第二十一节　湿疹 ……………………………… 177
第二十二节　烫伤 ……………………………… 178
第二十三节　冻伤（疮） ……………………… 179
第二十四节　手足真菌感染 …………………… 181
第二十五节　昆虫叮咬 ………………………… 183

第九章　呼吸系统常见疾病 …………………… 184
　第一节　肺炎 …………………………………… 184
　第二节　支气管哮喘 …………………………… 187

第三节 慢性阻塞性肺病 …………………………… 192
第四节 肺结核 ………………………………………… 194

第十章 心血管系统常见疾病 ……………………… 198
第一节 高血压 ………………………………………… 198
第二节 冠状动脉样硬化性心脏病 …………………… 207
第三节 血脂异常 ……………………………………… 212
第四节 心力衰竭 ……………………………………… 218
第五节 心房颤动 ……………………………………… 223
第六节 深静脉血栓形成 ……………………………… 224

第十一章 神经系统常见疾病 ……………………… 226
第一节 缺血性脑血管病 ……………………………… 226
第二节 出血性脑血管病 ……………………………… 228
第三节 癫痫 …………………………………………… 231
第四节 帕金森病 ……………………………………… 235
第五节 痴呆 …………………………………………… 238
第六节 焦虑症 ………………………………………… 240
第七节 抑郁症 ………………………………………… 244
第八节 失眠症 ………………………………………… 249

第十二章 消化系统常见疾病 ……………………… 253
第一节 胃食管反流病 ………………………………… 253
第二节 消化性溃疡 …………………………………… 255
第三节 胆石症和胆囊炎 ……………………………… 258

第十三章 内分泌及代谢性疾病 …… 260
- 第一节 甲状腺功能亢进症 …… 260
- 第二节 甲状腺功能减退症 …… 263
- 第三节 糖尿病 …… 266
- 第四节 骨质疏松症 …… 270
- 第五节 佝偻病 …… 274
- 第六节 高尿酸血症与痛风 …… 276

第十四章 泌尿系统常见疾病 …… 280
- 第一节 尿路感染 …… 280
- 第二节 尿失禁 …… 283
- 第三节 下尿路症状/良性前列腺增生症 …… 285

第十五章 血液系统疾病 …… 288
- 第一节 缺铁性贫血 …… 288
- 第二节 巨幼细胞性贫血 …… 292

第十六章 恶性肿瘤 …… 295
- 第一节 治疗原则与注意事项 …… 295
- 第二节 和缓医疗 …… 299

第十七章 常见骨关节疾病 …… 302
- 第一节 类风湿关节炎 …… 302
- 第二节 骨性关节炎 …… 305

第十八章 病毒性疾病 …… 307
- 第一节 病毒性肝炎 …… 307

第二节	艾滋病 ·································	311
第三节	带状疱疹 ·······························	312
第四节	单纯疱疹 ·······························	314

第十九章 妇科疾病与计划生育 ························· 316
- 第一节　围绝经期综合征 ······························· 316
- 第二节　计划生育与避孕 ······························· 317

第二十章 中毒解救 ······································· 322
- 第一节　一般救治措施 ··································· 322
- 第二节　催眠药、镇静剂、阿片类及其他常用药物中毒 ································· 326
- 第三节　有机磷、香豆素类杀鼠药、氟乙酰胺、氰化物、磷化锌及各种重金属中毒 ······ 330
- 第四节　蛇咬伤中毒 ····································· 337

第一章 神经与中枢神经系统疾病用药

第一节 镇静与催眠药

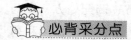

必背采分点

1. 现代药学的发展历程主要经历了三个阶段,体现**"以人为本"**的宗旨,是时代进步赋予药师的使命,同时也是科学发展和药学技术进步的结果。

2. 药学服务最基本的要素是**"与药物有关"**的**"服务"**。

3. 药学服务中的"服务"具有很强的<u>社会属性</u>。

4. 药学服务的对象是广大公众,包括患者及家属、医护人员和卫生工作者、**药品消费者和健康人群**。

5. <u>**社区药店与药师**</u>可能成为公众最容易接近和接触的基层健康服务机构与人员。

6. 药学服务是一个**系统持续**的工作,各个执业领域的药师(包括生产和批发企业或者其他岗位)都需要建立以消费者为中心的服务理念。

第二节 药学服务的能力要求

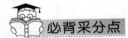 必背采分点

1. 药学服务是高度专业化的服务过程,要求药师以合理用药为核心,以**提高患者生命质量**为目的。

2. 药师的基本技能包括审核处方、调配处方、发药与用药教育、药品管理、药物咨询、**不良反应监测和药物治疗方案的优化**等能力。

3. **调剂(通常包括审方、调配处方和发药)**是药师的基本工作,是指药师依据医师的处方或医嘱,调配发放药品并进行用药交代,回答患者咨询的服务过程。

4. 药品的风险可来自不良事件(包括天然风险和人为风险)、**用药错误和药品质量缺陷**。

5. 药品不良反应是指合格药品在正常用法用量下出现的**与用药目的无关的**有害反应。

6. 用药错误是指合格药品在临床使用全过程中出现的、**任何可以防范的**用药不当。

7. 药品损害(或称为药品质量缺陷)是指由于**药品质量不符合国家药品标准**而对患者所造成的损害。

8. **药师与患者之间的良好沟通**是建立和保持药患关系、审核药物相关问题、执行治疗方案、监测药物疗效及开展患者健康教育的基础。

9. **药历**是药师进行规范化药学服务的具体体现，是药师以药物治疗为中心，发现、分析和解决药物相关问题的技术档案，也是开展个体化药物治疗的重要依据。

10. 一般的原则是如果投诉即时发生（即刚接受服务后便发生投诉），则要**尽快将患者带离现场**，以减缓、转移患者的情绪和注意力，不使事件造成对其他服务对象的影响。

历年考题

【A 型题】1. 书写药历是药师进行规范化药学服务的一项工作，下列内容一般不作为药历内容的是（　　）【2015 年真题】

  A. 患者基本信息　　B. 用药评价
  C. 临床诊断要点　　D. 用药记录
  E. 患者知情同意书

【考点提示】E。国内药历的推荐格式，包括：①基本情况：患者姓名、性别、年龄、体重或体重指数、出生年月、病案号或病区病床号、医保和费用支付情况、生活习惯和联系方式。②病历摘要：既往病史、体格检查、临床诊断、非药物治疗情况、既往用药史、药物过敏史、主要实验室检查数据、出院或转归。③用药记录：药品名称、规格、剂量、给药途径、起始时间、停药时间、联合用药、进食与嗜好、药品不良反应与解救措施。④用药评价：用药问题与指导、药学干预内容、药物监测数据、药物治疗建设性意见、结果评价等。

【B 型题】（2~4 题共用选项）【2016 年真题】

药品不良反应（ADR）的机制和影响因素错综复杂，遇到 ADR 时，需要进行因果关系评价。

A. 肯定　　　　　　　B. 很可能
C. 可能　　　　　　　D. 可能无关
E. 无法评价

2. 患者，男，32 岁，因细菌性扁桃体炎口服阿莫西林胶囊，出现全身瘙痒。立即停药，无特殊治疗，患者症状逐渐好转，为再给阿莫西林胶囊治疗，该 ADR 的因果关系评价结果是（　　）

3. 患者，男，45 岁，因男性乙型肝炎给予干扰素治疗，治疗 1 个月后，患者出现脱发，停用干扰素后，脱发症状好转，再次给予干扰素治疗，患者再次出现脱发。该 ADR 的因果关系评价结果是（　　）

4. 患者，男，45 岁，因社区获得性肺炎入院，入院时9月8日查血常规提示：血小板（PLT）88X/L，9月9日开始给予左氧氟沙星抗感染治疗，一周后肺炎治愈，9月11日查血小板（PLT）90X/L，9月20日查血常规提示：血小板（PLT）92X/L，患者既往血常规情况不详。该患者血小板减少与氧氟沙星的因果关系评价结果是（　　）

【考点提示】B、A、E。很可能：无重复用药史，余同"肯定"，或虽然有合并用药，但基本可排除合并用药导致反应发生的可能性。肯定：用药及反应发生时间顺序合理；停药以后反应停止，或迅速减轻或好转（根据机体免疫状态，某些ADR反应可出现在停药数天以后）；再次使用，反应再现，并可能明显加重（即激发试验阳性）；有文献资料佐证；排除原患疾病等其他混杂因素影响。无法评价：报表缺项太多，因果关系难以定论，资料又无法补充。

【X型题】5. 药师进行药学服务应具备的专业技能包括（　　）【2015年真题】

  A. 患者教育技能　　　　B. 沟通技能
  C. 疾病诊断技能　　　　D. 药历书写技能
  E. 药物警戒技能

【考点提示】ABDE。药师进行药学服务应具备的专业技能包括调剂技能、咨询与用药教育技能、药品管理技能、药物警戒技能、沟通技能、药历书写技能、投诉与应对能力、自主学习的能力。

第三节　药学服务内容

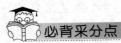

必背采分点

1. 药学服务的主要实施内容包括：①协助医护人员制订和实施药物治疗方案；②指导、帮助患者合理使用药物；③积极参与疾病的预防、治疗和保健；④**定期对药物的使用和管理进行科学评估**。

2. 药师在调剂工作中，首先要审核**处方的合法性**，然后应对处方的规范和完整性（前记、正文、后记）、处方的病情诊断与用药的适宜性、用药的合理性（给药途径、剂量、疗程、报销范围）进行审核。

3. 随着药师工作的转型，调剂工作正从"具体操作经验服务型"向"**药学知识技术服务型**"方向转变。

4. 静脉药物配置其特点是处方经过药师审核，由专门培训的药剂人员严格按照标准操作程序配置，通过多个环节的严格控制，从**患者安全、环境污染和医务人员职业暴露**多角度降低风险。

神经与中枢神经系统疾病用药

5. 处方点评的目的是**提高处方质量，促进合理用药，保障医疗安全**。

6. **处方点评**是医院持续医疗质量改进和药品临床应用管理的重要组成部分，是提高临床药物治疗学水平的重要手段。

7. **广义的药学信息**指药学学科方面所有的信息，也包括大量医学学科的信息。

8. 健康教育重点宣传**合理用药的基本常识**，目的是普及合理用药的理念和基本知识，提高用药依从性。

9. 药学服务即以**患者**为中心，药师在参与药物治疗中，负责患者与用药相关的各种需求并为之承担责任。

10. 药物治疗管理是指通过药师提供的药学服务，达到**优化药物治疗和提高患者的治疗效果**。

11. 药学服务的宗旨是提高患者的**生命质量和生活质量**。

历年考题

【X型题】药学服务的具体工作包括（　　）【2014年真题】

A. 处方审核　　　　　　B. 处方调剂与核对
C. 参与临床药物治疗　　D. 治疗药物监测
E. 药物信息服务与患者教育

【考点提示】 ABCDE。药学服务的具体工作：处方审核；处方调剂；参与临床药物治疗；治疗药物监测；药物利用研究和评价；处方点评；药品不良反应监测和报告；药学信息服务；参与健康教育。

第二章 药品调剂和药品管理

第一节 处 方

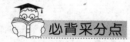

1. 处方包括<u>医疗机构病区用药医嘱单</u>。
2. 处方具有法律性、技术性和<u>经济性</u>。
3. 处方格式由<u>前记、正文、后记</u>组成。
4. 处方按其性质分为<u>法定处方和医师处方</u>。
5. 医师处方是医师为<u>患者诊断、治疗和预防用药</u>所开具的处方。
6. 《<u>处方管理办法</u>》还将处方分为<u>麻醉药品处方、急诊处方、儿科处方、普通处方</u>等。
7. 普通处方的印刷用纸为<u>白色</u>。
8. 急诊处方印刷用纸为<u>淡黄色</u>，右上角标注"急诊"。
9. 儿科处方印刷用纸为<u>淡绿色</u>，右上角标注"儿科"。

10. 麻醉药品和第一类精神药品处方印刷用纸为**淡红色**,右上角标注"麻、精一"。

11. 第二类精神药品处方印刷用纸为**白色**,右上角标注"精二"。

12. 处方审核包括三方面:**审核资质、审核内容、审核用药适宜性**。

13. 药师调剂处方时必须做到"**四查十对**"。

历年考题

【A型题】1. 关于处方的说法,正确的是( ) 【2015年真题】

A. 由医务人员开具,药师审核、调配、核对,作为患者用药凭证的医疗文书

B. 由执业药师开具,药师审核、调配、核对,作为患者用药凭证的医疗文书

C. 由注册医师开具,药师审核、调配、核对,作为患者用药凭证的医疗文书

D. 由实习医师开具,药师审核、调配、核对,作为患者用药凭证的医疗文书

E. 由注册医师开具,护士审核、调配、核对,作为患者用药凭证的医疗文书

【考点提示】 C。处方是指由注册的执业医师和执业助理医师在诊疗活动中为患者开具的,由执业药师或取得药学专业技术职务任职资格的药学专业技术人员审核、调配、核对,并作为患者用药凭证的医疗文书。

【A型题】 2. 处方正文内容包括( ) **【2014年真题】**

A. 患者姓名、性别、年龄、临床诊断、开具日期
B. 执业医师签名、执业药师签名、收费人员签名
C. 患者的身份证号、代办人员的姓名及身份证号
D. 药品名称、剂型、规格、数量、用法用量
E. 药品不良反应、药品的禁忌证

【考点提示】 D。处方正文Rp或R(拉丁文Recipe "请取"的缩写标示)分列药品名称、剂型、规格、数量、用法用量)。

【B型题】 (3~5题共用选项) **【2014年真题】**

A. 普通处方
B. 急诊处方
C. 儿科处方
D. 麻醉药品和第一类精神药品处方
E. 第二类精神药品处方

3. 白色处方（右上角无标识）作为（　　）
4. 淡黄色处方作为（　　）
5. 淡红色处方作为（　　）

【考点提示】A、B、D。普通处方的印刷用纸为白色。第二类精神药品处方印刷用纸为白色，右上角标注"精二"。急诊处方印刷用纸为淡黄色，右上角标注"急诊"。麻醉药品和第一类精神药品处方印刷用纸为淡红色，右上角标注"麻、精一"。

第二节　处方审核

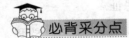

1. 处方书写的基本要求是每张处方只限于<u>一名</u>患者的用药。

2. 化学药、中成药处方，每一种药品须另起一行。每张处方不得超过 **5 种**药品。

3. 开具处方后的空白处应<u>画一斜线</u>，以示处方完毕。

4. 处方一般不得超过 **7 日**用量。

5. 急诊处方一般不得超过 **3 日**用量。

6. 药品分类，按管理要求分类：<u>处方药与非处方</u>

药、国家基本药物、基本医疗保险药品。

7. 按药品来源分类：**动物来源、植物来源、矿物来源、生物来源、合成或半合成来源**。

8. **正确的给药途径**是保证药品发挥治疗作用的关键条件之一，也是药师审核处方的重点。

9. 所有抗毒素、血清、半合成青霉素、青霉素或头孢菌素类、β-内酰胺酶抑制剂的复方制剂均应按说明书要求做**皮肤试验**。

10. 药物相互作用是指**两种或两种以上**的药物合并或先后序贯使用时，所引起的药物作用和效应的变化。

11. 一种药物可使组织或受体对另一种药物的敏感性增强，即为**敏感化现象**。

12. 两种药物在同一或不同作用部位或受体上发生拮抗即为拮抗作用，可分为**竞争性、非竞争性**拮抗作用。

13. 药物理化配伍禁忌，主要表现在**静脉注射、静脉滴注及肠外营养液**等溶液的配伍方面。

历年考题

【A 型题】1. 下列中药、化学药联合应用，不存在重复用药的是(　　)【2015 年真题】

　　A. 新癀片 + 吲哚美辛胶囊

B. 曲克芦丁片 + 维生素 C 片

C. 脉君安片 + 氢氯噻嗪片

D. 消渴丸 + 格列本脲片

E. 珍菊降压片 + 氢氯噻嗪片

【考点提示】B。本题考查中西药的联合应用,有相同成分的不能合用。

【A 型题】2. 在处方适宜性审核时,应特别注意是否有潜在临床意义的相互作用和配伍禁忌。下列药物合用会有不良相互作用的是(　　)【2015 年真题】

　　A. 阿莫西林和克拉维酸钾

　　B. 头孢哌酮和舒巴坦

　　C. 苄丝肼和左旋多巴

　　D. 甲氧氯普胺和氯丙嗪

　　E. 亚胺培南和西司他丁钠

【考点提示】D。甲氧氯普胺和氯丙嗪加重锥体外系反应。

【A 型题】3. 下列药物属于肝药酶诱导剂的是(　　)【2015 年真题】

　　A. 环丙沙星　　　　B. 胺碘酮

　　C. 氟康唑　　　　　D. 卡马西平

E. 西咪替丁

【考点提示】D。除了卡马西平,其余选项属于肝药酶抑制剂。

【A型题】4. 部分头孢菌素结构中含有甲硫四氮唑侧链,可以竞争性结合γ-谷氨酸羟化酶,抑制肠道正常菌群,由此导致的不良反应是(　　)【2014年真题】

  A. 凝血功能障碍   B. 排异功能障碍
  C. 造血功能障碍   D. 免疫功能障碍
  E. 勃起功能障碍

【考点提示】A。长时间、大剂量应用头孢菌素类、碳青霉素类、氧头孢烯类、头霉素类等抗生素均可以引起牙龈出血、手术创面渗血等反应,其源于上述抗生素在分子中有一甲硫四氮唑结构,与谷氨酸分子结构相似,在肝脏微粒体中,与维生素K竞争性结合谷氨酸γ羟化酶,可抑制肠道正常菌群,减少维生素K合成,导致维生素K依赖性凝血因子合成障碍而减少(低凝血酶原血症),导致出血,其发生凝血障碍与用量、疗程密切相关。

【A型题】5. 属于医疗用毒性药品的是(　　)【2014年真题】

  A. 胰岛素注射液   B. 亚砷酸注射液

C. 罗哌卡因注射液　　D. 高锰酸钾粉
E. 氯化钾注射液

【考点提示】B。极毒性药品：氰化物（钠/钾）、亚砷酸及其盐类、汞制剂、可溶性钡制剂等。

【B型题】（6~8题共用选项）【2016年真题】

医师书写处方时经常使用外文缩写，医师在指导用药时需要准确掌握和解释

A. 右眼　　　　　　　B. 左眼
C. 适量　　　　　　　D. 立即
E. 双眼

6. OD. 是（　　）
7. OS. 是（　　）
8. OU. 是（　　）

【考点提示】A、B、E。右眼是OD.；左眼OS.；双眼是OU.；适量是qs.；立即是St.。

【B型题】（9~11题共用选项）【2015年真题】

A. Ac　　　　　　　　B. pc.
C. po.　　　　　　　　D. qn.
E. prn

9. 处方中"餐后给药"的外文缩写是（　　）

10. 处方中"餐前给药"的外文缩写是( )
11. 处方中"必要时"的外文缩写是( )

【考点提示】B、A、E。Ac 为餐前服;pc. 为餐后给药;po. 为口服;qn. 为每晚;prn 为必要时。

【B型题】(12~13题共用选项)【2015年真题】
  A. 左氧氟沙星片   B. 阿奇霉素片
  C. 阿莫西林胶囊   D. 注射用头孢曲松钠
  E. 阿米卡星注射液

12. 使用前应用青霉素进行皮试的药物是( )
13. 使用前应用原药进行皮试的药物是( )

【考点提示】C、D。有些药品如抗生素中 β-内酰胺类的青霉素等,氨基糖苷类的链霉素,以及含碘对比剂、局麻药、生物制品(酶、抗毒素、类毒素、血清、菌苗、疫苗)等药品在给药后极易引起过敏反应,甚至出现过敏性休克。为安全起见,需根据情况在注射给药前进行皮肤敏感试验,皮试后观察15~20分钟,以确定阳性或阴性反应。对青霉素、头孢菌素、破伤风抗毒素等易致过敏反应的药品,注意提示患者在用药前(或治疗结束后再次应用时)进行皮肤敏感试验,在明确药品敏感试验结果为阴性后,再调配药品;对尚未进行皮试者、结果阳性或结果未明确者拒绝调配药品,同时注意提示有家族过敏史或既往有药品过敏史者在应用时提高警惕性,于注射后休息、观察30分钟,或采用脱敏方法给药。头孢菌素类抗生素可引起过敏性反应或过敏性休克,与青霉素类抗生素存在交叉过敏反应,发生率在3%~15%,但目前对头孢菌素类应用前是否需进行皮肤敏感试验尚有争议,《中华人民共和国药典临床用药须知》等相关著作尚无定论。

【B型题】(14~17题共用选项)【2014年真题】

A. im B. H
C. iv D. iv gtt
E. po

14. 口服给药的外文缩写是(　　)
15. 肌内注射给药的外文缩写是(　　)
16. 静脉注射给药的外文缩写是(　　)
17. 静脉滴注给药的外文缩写是(　　)

【考点提示】E、A、C、D。po 口服;im 肌注;iv 静注;iv gtt 静滴。

【B型题】(18~19题共用选项)【2014年真题】

A. 不规范处方　　B. 不适宜处方
C. 超常处方　　　D. 普通处方

E. 麻醉药品处方

18. 未使用药品规范名称开具药品的处方属于（　　）

19. 药物之间有配伍禁忌的处方属于（　　）

【考点提示】 A、B。

【X型题】 20. 处方审核结果分为合理用药和不合理用药，下列情形为不合理用药的是（　　）【2015年真题】

A. 无适应证用药

B. 无正当理由开高价药

C. 无正当理由超说明用药

D. 使用药品通用开具处方

E. 无正当理由为同一患者开具两种以上药理机制相同的药物

【考点提示】 ABCE。不合理处方包括不规范处方、用药不适宜处方及超常处方。①不规范处方：略。②有下列情况之一的，应当判定为用药不适宜处方：适应证不适宜；遴选的药品不适宜；药品剂型或给药途径不适宜；无正当理由不首选国家基本药物；用法、用量不适宜；联合用药不适宜；重复给药；有配伍禁忌或者不良相互作用；其他用药不适宜情况。③有下列情况之一的，应当判定为超常处方：无适应证用药；无正当理由开具高价药；无正当理由超说明书用药；无正当理由为同一患者同时开具 2 种以上药理作用机制相同的药物。

【X 型题】21. 用药前需要做皮试的药物包括（   ）
【2014 年真题】
    A. 细胞色素 C 注射液　　B. 注射用青霉素钠
    C. 破伤风抗毒素注射剂　D. 肾上腺素注射液
    E. 地塞米松注射液
【考点提示】ABC。参见 9～10 题答案。

第三节　处方调配

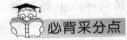

1. 一般采取每天调配的方式发放长期医嘱药品，临时医嘱需要**急配急发**。

2. 同一药品可以有**多个**商品名。

3. 药品的品牌名常常被患者使用，品牌名常来源于**药品的注册商标**。

4. 药品最小包装常指**最小销售单元**的包装。

5. 药品贮存**温度、光照及湿度**是影响药品质量的重要因素。

6. 单剂量配方系统又称**单元调剂或单剂量配发药品（UDDS）**。

7. 发药是调剂工作的**最后**环节。

8. 住院患者口服药按每次用药包装，包装上应注明**患者姓名和服药时间**。

9. 药品名称的表述方式有通用名、商品名，也曾有过别名、商标名，但每一种药品只有**一个通用名**，可以有多个商品名，调配药品时应加以区分，防止调配错误；根据处方信息确定应该调配哪种药品。

10. 阿卡波糖片商品名有**拜糖平**和卡博平。

11. 马来酸氯苯那敏别名为**扑尔敏**。

12. **内包装**系指直接与药品接触的包装（如安瓿、注射剂瓶、铝箔等）。内包装应能保证药品在生产、运输、贮藏及使用过程中的质量，并便于医疗使用。

13. 一般药品贮存于室温**（10℃～30℃）**即可。

14. 如标明"阴凉处"贮存则应贮存在**不超过20℃**的环境中。

15. 如标明在"凉暗处"贮存，则贮存温度**不超过20℃并遮光**保存。

16. 如标明在冷处贮存则应贮存在**2℃～10℃**环境中，有些药品有特殊的贮存温度要求，应按照说明书要求贮存药品。

历年考题

【A 型题】患者到药店购买"扑尔敏卡",药师应给与( )【2016 年真题】

A. 氯苯那敏片   B. 阿昔洛韦片
C. 更昔洛韦片   D. 奥司他韦片
E. 苯海拉明片

【考点提示】A。氯苯那敏别名为扑尔敏。

第四节 药品管理和供应

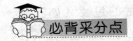

1. 影响药品质量的因素主要有**环境因素、人为因素、药品因素**等。

2. **药学人员的素质**对药品质量的优劣起着关键性的影响。

3. 化学药品、生物制品、中成药和中药饮片应当**分别贮存,分类定位**存放。

4. **高警示药品(旧称高危药品)**是指药理作用显著且迅速、一旦使用不当可对人体造成严重伤害,甚至导致死亡的药品。

5. 《麻醉药品和精神药品管理条例》中规定，麻醉药品和第一类精神药品**不得零售**。

6. 调剂部门的药品使用管理实行"五专管理"，即**专用处方、专用账册、专册登记、专柜加锁、专人负责**。

7. 处方调剂管理第二类精神药品每张处方不超过**7日**常用量。

8. 兴奋剂是指运动员参赛时禁用的药物，具体是指能起到**增强或辅助增强自身体能或控制能力**，以达到提高比赛成绩的某些药物或生理物质。

9. 麻醉药品如可待因、哌替啶、芬太尼等；其作用是让运动员能**长时间忍受肌肉疼痛**。

10. 生物制品贮存库应指定专人负责管理，进出库均需及时填写库存货位卡及分类账并签字。贮存温度通常为**2℃~8℃**。

11. 生物制品运输期间应遵循三原则：①采用最快速的运输方法，缩短运输时间；②一般应用**冷链方法**运输；③运输时应注意防止药品冻结。

12. 血液制品是指由**健康人血浆或经特异性免疫的人血浆**经分离、提纯或由重组 DNA 技术制成的血浆蛋白组分，以及血液细胞蛋白质类有形成分的统称。

13. 一个单采血浆站只能与**一个血液制品生产单位**签

约和提供原料血浆,并接受其业务技术指导和质量监督。

14. 药库设置血液制品**待验区、合格区、不合格区**,且应严格划分。

15. **医疗机构制剂**是指医疗机构根据本单位临床需要经批准而配制、自用的固定处方制剂。

16. 医疗机构制剂只能在本医疗机构内凭执业医师或者执业助理医师的处方使用,**不得进入市场**。

历年考题

【A型题】1. 药库接受了一批药品,其中需要在冷处贮存的是( )【2016年真题】

A. 西地碘片　　　　　B. 硫普罗宁片

C. 双歧三联活菌胶囊　D. 乳酶生片

E. 托烷司琼注射液

【考点提示】C。需要在冷处贮存的常用药品有:①胰岛素制剂:胰岛素、胰岛素笔芯、低精蛋白胰岛素、珠蛋白锌胰岛素、精蛋白锌胰岛素(含锌胰岛素)、重组人胰岛素、中性胰岛素注射剂。②人血液制品:胎盘球蛋白、人血丙种球蛋白、乙型肝炎免疫球蛋白、破伤风免疫球蛋白、人纤维蛋白原注射剂。③抗毒素、抗血清:精制破伤风抗毒素、精制白喉抗毒素、精制肉毒抗毒素、精制气性坏疽抗毒素、精制抗炭疽血清、精制抗蛇毒血清、精制抗狂犬病血清、旧结核菌素注射剂。④生物制品：促肝细胞生长素、促红细胞生成素、重组人干扰素α-2b制剂、重组人血管内皮抑制素注射液。⑤维生素：降钙素（密盖息）鼻喷雾剂。⑥子宫收缩及引产药：缩宫素、麦角新碱、地诺前列酮、垂体后叶素注射剂。⑦抗凝药：尿激酶、凝血酶、链激酶、巴曲酶、降纤酶注射剂。⑧止血药：奥曲肽注射液、生长抑素（国产）。⑨微生态制剂：双歧三联活菌胶囊等。⑩抗心绞痛药：亚硝酸异戊酯吸入剂。

【A型题】2. 下列药品宜冷处贮存但不应冷冻的是（　　）【2015年真题】

A. 氯化钾注射液　　B. 双歧三联活菌制剂
C. 卡前列甲酯栓剂　　D. 甘露醇注射液
E. 葡萄糖注射液

【考点提示】B。不宜冷冻的常用药品有：胰岛素制剂：胰岛素、胰岛素笔芯、低精蛋白胰岛素、珠蛋白锌胰岛素、精蛋白锌胰岛素。人血液制品：人血白蛋白、胎盘球蛋白、人免疫球蛋白、人血丙种球蛋白、L型肝炎免疫球蛋白、破伤风免疫球蛋白、人纤维蛋白原。输液剂：甘露醇、羟乙基淀粉氯化钠注射液。乳剂：脂肪乳、前列地尔注射液、康莱特注射液等。活菌制剂：双歧三联活菌制剂等。局部麻醉药：罗哌卡因、丙泊酚。其他：亚砷酸注射液、西妥昔单抗注射液等。

【B型题】（3~5题共用选项）【2015年真题】
　　A. 10%氯化钾注射液　　B. 维库溴铵注射液
　　C. 5%葡萄糖注射用　　D. 华法林片
　　E. 多潘立酮片

3. 按照中国药学会医院药学专业委员会相关标准，将高危药品分为A、B、C三级进行管理，属于A级高危药品的是（　　）

4. 按照中国药学会医院药学专业委员会相关标准，将高危药品分为A、B、C三级进行管理，属于B级高危药品的是（　　）

5. 按照中国药学会医院药学专业委员会相关标准，将高危药品分为A、B、C三级进行管理，属于C级高危药品的是（　　）

【考点提示】A、D、B。

【B型题】（6~7题共用选项）【2014年真题】
　　A. 注射剂　　　　　　B. 片剂
　　C. 丸剂　　　　　　　D. 散剂
　　E. 糖浆剂

6. 质量检查时除一般检查项目外,还需检查药品有无虫蛀、霉变、色斑的剂型是( )

7. 质量检查时除一般检查项目外,还需检查药品有无发霉、发酵、异常酸败气味的剂型是( )

【考点提示】 C、E。注射剂:包装严密,药液澄明度好(无白点、白块、玻璃、纤维、黑点),色泽均匀,无变色、沉淀、浑浊、结晶、霉变等现象。片剂:形状一致,色泽均匀,片面光滑,无毛糙起孔现象;无附着细粉、颗粒;无杂质、污垢;包衣颜色均一,无色斑,且厚度均匀。表面光洁,破开包衣后,片芯的颗粒应均匀,颜色分布均匀,无杂质,片剂的硬度应适中,无磨损、粉化、碎片及过硬现象,气味、味感正常,符合该药物的特异物理性状。丸剂:检查有无虫蛀、霉变、粘连、色斑、裂缝等。散剂:有无吸潮结块、发黏、生霉、变色等。喷雾剂、酊剂、合剂、糖浆剂:主要检查有无结晶析出、混浊沉淀、异臭、霉变、破漏、异物、酸败、溶解结块、风化等现象。

【B型题】(8~10题共用选项)**【2014年真题】**

A. 板蓝根颗粒 B. 氨茶碱注射液
C. 氯化钠注射液 D. 氯化钾注射液
E. 巴曲酶注射液

8. 需要遮光保存的药品是(　　)
9. 需要防潮保管的药品是(　　)
10. 需要避光并低温保存的药品是(　　)

【考点提示】B、A、E。易受光线影响而变质：平喘药氨茶碱及茶碱制剂。颗粒剂如常用的板蓝根颗粒剂，在潮湿环境中极易潮解、结块，尤其是泡腾型颗粒剂贮存时应避免受潮。需要在冷处贮存的常用药：抗凝血药巴曲酶注射剂。

【X型题】11. 医疗调剂部门行专业处方、专业账册、专用登记、专柜加锁、专人负责管理的药品有(　　)【2015年真题】

A. 麻醉药物　　　　　　B. 第一类精神药品
C. 第二类精神药品　　　D. 贵重药品
E. 高危药品

【考点提示】AB。批准核发的"印鉴卡"由专人保管。专用保险柜和"基数卡"的管理药库及各调剂部门贮存麻醉药品、第一类精神药品必须使用专用保险柜，专人负责。麻醉药品、第一类精神药品验收合格后，由药库特殊药品管理人员及时入库实物，每次购药后及出库后药库特殊药品管理人员须检查印鉴卡、购货发票、入库单、账卡、药品、处方、领药单等无误后方可进行其他工作。药品的储存和保管，医疗机构麻醉、精神药品库必须配备保险柜，门、窗有防盗监控设施。门诊、急诊、住院等药房设麻醉药品、第一类精神药品周转库（柜）的，应当配备保险柜，药房调配窗口、各病区、手术室存放麻醉药品、第一类精神药品应当配备必要的防盗设施。麻醉药品、第一类精神药品储存各环节应当指定专人负责：麻醉药品、第一类精神药品全部贮存于专用库内，库房钥匙由指定人员保管。贮药保险柜双人双锁负责，除库管人员和调剂部门专门领药人员外，任何人不得进入库内。打开保险柜密码锁时，除操作者外其他人员应回避，避免直视。

【X型题】12. 影响药品稳定性的药物因素有（　　）【2014年真题】

A. 贮存温度　　　　　B. 日光照射
C. 化学结构　　　　　D. 药用辅料
E. 人员结构

【考点提示】D。影响药品质量的因素主要有环境因素、人为因素、药物因素等。药物因素有水解、氧化、药品的包装材料，药物的水解、氧化作用与其化学结构有关。

第五节 药学计算

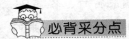

1. 在药品标识物的剂量单位表示上,主要可进行换算的重量单位有**5级**。

2. 在药品标识物的剂量单位表示上,可进行换算的容量单位有**3级**。

3. 每毫升溶液所需要的滴数为该输液器的滴系数,滴系数一般记录在**输液器外包装上**。

4. 常用的输液器滴系数有**10、15、20**三种型号。

5. 重量比重量百分浓度系指 100g 溶液中所含溶质的克数,以**符号%(g/g)**表示。

6. 重量比体积百分浓度系指 100mL 溶液中所含溶质的克数,以符号**%(g/mL)**表示。

7. 体积比体积百分浓度系指 100mL 溶液中所含溶液的毫升数,以符号**%(mL/mL)**表示。

8. **摩尔浓度(mol/L)** = $\dfrac{\%(g/mL) \times 1000}{摩尔质量 \times 100}$。

9. 渗透压是指两种不同浓度的溶液被一种理想的半透膜隔开,只透过溶剂而不能透过溶质,溶剂从**低浓度**

溶液向高浓度溶液转移,促使其转移的力即渗透压。

10. 根据血浆成分可计算出正常人血浆总渗透浓度为**298mmol/L**。

11. 渗透浓度小于**280mmol/L**的溶液为低渗溶液。

12. 渗透浓度大于**310mmol/L**的溶液为高渗溶液。

13. 维生素 D 每**40000U** = 1mg。

14. 肠外营养是指营养物从肠外如静脉、肌肉、皮下、腹腔内等途径供给,其中以**静脉**为主要途径。

15. 一般情况下,70% 的 NPC 由**葡萄糖**提供,而 30% 由脂肪乳剂提供。

16. 当创伤应激严重时,应增加氮的供给,甚至可将热氮比调整为**100kcal:1gN**,以满足代谢支持的需要。

17. 1g 蛋白质提供 4kcal 热量,但是氨基酸转化成**蛋白质**时不提供能量。

18. 非蛋白质热量(NPC)在肠外营养中最佳的能量来源应是由**糖和脂肪**所组成的双能源系统,蛋白质(氨基酸)不是主要的供能物质。

19. 热量和氮之比一般为**150kcal:1gN**。

历年考题

【A 型题】1. 欲用 95% 乙醇和蒸馏水配制 70% 乙醇 1000mL,所取 95% 乙醇体积约为(   )【2015 年真

题】

A. 500mL B. 665mL
C. 700mL D. 737mL
E. 889mL

【考点提示】D。75%乘以1000＝95%乘以X。

【A型题】2. 1U维生素A相当于（　　）【2014年真题】

A. 30μg维生素A B. 3μg维生素A
C. 0.3μg维生素A D. 0.03μg维生素A
E. 0.003μg维生素A

【考点提示】C。《中华人民共和国药典临床用药须知》（2010年版）规定，食物中的维生素A含量用视黄醇当量（RE）表示，IU维生素A＝0.3μg维生素A＝0.3RE。

【A型题】3. 某医院住院病房某日调配雷尼替丁片（150mg/片，30片/盒）5盒用于治疗消化性溃疡，雷尼替丁治疗消化性溃疡的限定日剂量（DDD）值是300mg，则预计该日使用该药的用药人次数是（　　）【2014年真题】

A. 25 B. 50
C. 75 D. 100

· 32 ·

E. 125

【考点提示】 C。用药人次数 = 药物总用量÷DDD值，即 150mg/片×30 片/盒×5 盒÷300mg = 75（人次）。

【B 型题】（4~5 题共用选项）**【2015 年真题】**

A. 1kcal
B. 2kcal
C. 3kcal
D. 4kcal
E. 9kcal

4. 1g 葡萄糖在人体内代谢时可提供的热量是（　　）
5. 1g 脂肪在人体内代谢时可提供的热量是（　　）

【考点提示】 D、E。1g 葡萄糖提供 4kcal 热量；1g 脂肪提供 9kcal 热量。

第三章　用药教育与咨询

第一节　药物信息咨询服务

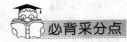

1. 药物信息咨询服务的核心是**循证药学的理念**为临床提供高质量、高效率的用药相关信息，帮助解决患者的实际问题。

2. 药物信息按照其最初来源通常分为三级，即以期刊发表的原创性论著为主的一级信息、**引文和摘要服务**为主的二级信息以及参考书和综述型数据库为主的三级信息。

3. 药品说明书是包含药品**安全性、有效性**的重要科学数据、结论和信息，用以指导安全、合理使用药品。

4. 根据国家食品药品监督管理局 2006 年颁布的**《药品说明书和标签管理规定》**要求，药品说明书的具体格式、内容和书写要求由国家食品药品监督管理局制定并发布。

5. 《中华人民共和国药典》（2015 年版）分四部出版，一部为中药，二部为化学药，三部为生物制品，四部为**通则和药用辅料**。

6. 临床治疗指南是一类由循证医学而催生发展的**三级信息资源**，是循证医学和转化医学精髓的最好体现。

7. 临床治疗指南的优点是将**临床经验与文献证据**整合在一起，为医生提供医疗诊断和治疗的详细方案。

8. 分析衡量网络信息质量的标准：权威性、补充性、**归因性**、合理性、新颖性、网站人员、赞助商信息、广告诚信性。

9. 药物信息的处理一般经历 5 个循环往复的阶段：信息寻找阶段、信息收集阶段、信息整理阶段、信息再生阶段和**再生信息传递阶段**。

10. 对于咨询服务药师来说，咨询方式分**主动方式和被动方式**。

历年考题

【A 型题】1. 细菌性脑膜炎患者应用万古霉素治疗，快速大剂量静脉滴注后可能会产生（　　）【2016 年真题】

A. 胰岛素样自体免疫综合征

B. 灰婴综合征

C. 药源性流感样综合征

D. 手足综合征

E. 红人综合征

【考点提示】E。万古霉素不宜肌内注射或直接静脉注射,滴注速度过快可致由组胺引起的非免疫性与剂量相关反应(出现红人综合征),突击性大量注射,可致严重低血压。

【A型题】2. 循证医学中证据可分为五级,荟萃分析的结果属于( )【2014年真题】

A. 一级证据　　　　B. 二级证据

C. 三级证据　　　　D. 四级证据

E. 五级证据

【考点提示】A。一级,按照特定病种的特定疗法收集所有质量可靠的随机对照试验后所做的系统评述(SR),SR包括Meta分析(汇总分析、荟萃分析)。

【A型题】3. 下列属于三级信息源的是( )【2014年真题】

A.《中国国家处方集》 B.《中国医院药学杂志》

C.《中国药学杂志》　 D.《中国执业药师》杂志

E.《中国药学会年会论文集》

【考点提示】 A。《中国国家处方集》（化学药品与生物制品卷）是国家规范处方行为和指导合理用药的法规性和专业性文件，根据《WHO 示范处方集》《国家基本药物目录》《国家基本医疗保险、工伤保险和生育保险药品目录》《临床诊疗指南》等编写。处方集采取"以病带药"的方式，以优先使用基本药物为药物选用原则，充分结合各专业临床经验和国际共识，就临床上常见的 20 个医学系统的 199 种常见疾病的药物治疗方案提出了选药原则（首选、次选和备选）和用药指导（不良反应、注意事项、重要提示、禁忌证和药物相互作用）。该《处方集》结构分为总论、各论、附录、索引 4 个部分；并设有版权页、序、前言、编委会名单、目录、导读、致谢等内容。针对儿童还有《中国国家处方集（儿童卷）》。

【A 型题】 4. 不属于计算机检索药物信息的方法是（　　）**【2014 年真题】**

A. 截词检索法　　　B. 加权检索法

C. 组配检索法　　　D. 扩检或缩检法

E. 抽检法

【考点提示】 E。计算机检索方法：截词检索法、组配检索法、加权检索法、扩检与缩检法。

【A型题】5. 三级信息源的优点是（　　）【2014年真题】

A. 内容广泛，使用方便　　B. 内容准确，没有偏倚

C. 内容更新快速准确　　D. 作者转录数据准确

E. 提供内容全面细致

【考点提示】A。三级信息源优点：①对一个具体问题所提供的信息简明扼要；②内容广泛，使用方便；③有的还提供疾病与药物治疗的基础知识。

【B型题】（6~7题共用选项）【2016年真题】

A. 辛伐他汀　　　　　　B. 双膦酸盐

C. 苯妥英钠　　　　　　D. 硫酸亚铁

E. 硫糖铝

6. 在指导合理用药时，应交代宜在睡前服用的药物是（　　）

7. 在指导合理用药时，应交代服药后限制饮水的药物是（　　）

【考点提示】A、E。由于胆固醇主要在夜间合成，他汀类调脂药夜间服药比白天更加有效。胃黏膜保护剂如硫糖铝、果胶铋等，服药后在胃中形成保护膜，服药

后1小时内尽量不要喝水，避免保护层被水冲掉。

【B型题】（8~10题共用选项）【2015年真题】
　　A.《新编药物学》
　　B.《药物治疗学》
　　C.《中华人民共和国药典》
　　D.《药物流行病学》
　　E.《注射药物手册》

8. 药师在提供药物信息咨询服务时常需查阅各种资料。除药品说明书外，查询药物质量检验标准可首选的书籍是（　　）

9. 药师在提供药物信息咨询服务时常需查阅各种资料。除药品说明书外，查询输液剂的配合禁忌可首选的书籍是（　　）

10. 药师在提供药物信息咨询服务时常需查阅各种资料。除药品说明书外，查询妊娠及哺乳期用药可首选的书籍是（　　）

【考点提示】C、E、B。《中华人民共和国药典》内容主要包括凡例、标准、正文等。2015年版药典一部强化了系统性、规范性、基础性工作，均衡发展，全面提高，新增中药显微鉴别633项、薄层色谱鉴别2494项，体现了中药标准在专属性和准确性方面的大幅度提高。

药学综合知识与技能

二部收载药品2603个,新增品种492个,基本覆盖了国家基本药物目录品种范围,收载品种的新增幅度和修订幅度均为历年各版最高。对于部分标准不完善、多年无生产、临床不良反应多的药品,也加大调整力度,2010年版收载而本版药典未收载的品种共计28个。

《注射药物手册》由美国卫生系统药师协会出版,该书也常被称为《Trissel 注射药物手册》,书中提供各种药物配伍和稳定性资料,这些信息主要以表格形式列出,便于迅速查阅,书中还包括给药途径及药物规格等内容。为方便读者查阅和使用,还提供袖珍本及 CD-ROM 供用户选择。该书袖珍本的中译本《药品注射剂使用指南》已由上海科学技术出版社出版。

《药物治疗学:病理生理学的方法》由美国 McGraw-Hill 公司出版,按照疾病分类编写,对疾病的病理生理学、流行病学和治疗方法等诸多内容都有详细的阐述。《药物治疗学》有"妊娠和哺乳期妇女生理特点及用药原则"章节。

【B 型题】(11~13 题共用选项)【2015 年真题】
  A. 0.9% 氯化钠注射液 B. 5% 葡萄糖注射液
  C. 50% 葡萄糖注射液   D. 复方氯化钠注射液
  E. 低分子右旋糖酐注射液

11. 静脉注射用两性霉素 B 的适宜溶媒是(　　)
12. 静脉注射用阿昔洛韦的适宜溶媒是(　　)
13. 静脉注射用青霉素的适宜溶媒是(　　)

【考点提示】B、A、A。两性霉素 B 应用氯化钠注射液溶解可析出沉淀。不宜选用葡萄糖注射液溶解的：青霉素结构中含有 β-内酰胺环，极易裂解而失效，与酸性较强的葡萄糖注射液配伍，可促进青霉素裂解为无活性的青霉酸和青霉噻唑酸；宜将一次剂量溶于 50～100mL 氯化钠注射液中，于 0.5～1 小时滴毕，既可在短时间内形成较高的血浆浓度，又可减少因药物分解而致敏。阿昔洛韦属于弱酸强碱盐，与酸性的葡萄糖液直接配伍可析出沉淀，宜先用注射用水溶解。

【X 型题】14. 药师面向护士的用药咨询内容包括(　　)【2014 年真题】

　　A. 药品的适宜溶剂　　B. 药品的稀释容积
　　C. 药品的滴注速度　　D. 药品的配伍禁忌
　　E. 替代治疗方案

【考点提示】ABCD。护士用药咨询的内容：药品的适宜溶剂；药品的稀释容积；药品的滴注速度；药品的配伍禁忌。

【X型题】15. 属于药物流行病学研究的内容有（　　）【2014年真题】

A. 应用横断面调查研究方法调查老年患者镇静催眠药滥用情况
B. 西立伐他汀与贝丁酸类药物联合使用，导致横纹肌溶解症的病例对照研究
C. 高效液相色谱法测定尼尔雌醇片中尼尔雌醇的含量
D. 高效气相色谱法测定血浆桉油精的含量
E. 奥美拉唑胶囊体内药物动力学研究

【考点提示】ABE。药物流行病学的主要内容如下：以流行病学方法科学地发现用药人群中的药品不良反应，保证用药安全。通过研究为药品临床评价提供科学依据，促进合理用药。建立用药人群的数据库，使药品上市后的监管规范和实用，提高药物警戒工作的质量，有助于减少药品不良事件（ADR）。通过对ADR因果关系的了解和判断，有助于改进医师的处方决策，提高处方质量，有助于减少药品不良事件（ADR）。药物流行病学的研究方法：①描述性研究：病例报告、生态研究、ADR监测、横断面调查。②分析性研究：病例对照研究；定群研究。③实验性研究，一般指在医院或社区内进行的随机、双盲、对照为基础的实验研究，由于可

比性强,并经过数理统计,其研究结果最可信,也最科学,是评价药物疗效的根本方法。实例:调血脂药与横纹肌溶解症发病率的药物流行病学研究;罗非昔布与心血管不良事件。

【X型题】16. 属于一级信息源的有( )【2014年真题】

A.《中国药学杂志》 B.《新编药物学》
C.《中国药学文摘》 D.《中国医院药学杂志》
E.《中国执业药师》杂志

【考点提示】ADE。《中国药学文摘》是二级信息源;《新编药物学》是三级信息源。

第二节 用药指导

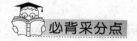

1. 滴丸剂主要供**口服**用,亦可供外用和局部如眼、耳、鼻、直肠、阴道等使用。

2. 滴丸在保存中不宜**受热**。

3. 供口服的泡腾片一般宜用**100~150mL**凉开水或温水浸泡,可迅速崩解和释放药物,应待完全溶解或气泡消失后再饮用。

4. 滴眼剂若同时使用2种药液，宜间隔**10分钟**。

5. 使用滴眼剂一般**先滴右眼、后滴左眼**，以免用错药。

6. 滴耳剂主要用于耳道感染或疾病。如果**耳聋或耳道不通**，不宜应用。

7. 透皮贴剂贴于无毛发或是刮净毛发的皮肤上，轻轻按压使之边缘与皮肤贴紧，不宜**热敷**。

8. 服用缓、控释片剂或胶囊时，需要注意有些药采用的是商品名，未标明"缓释"或"控释"字样，但若在其外文药名中带有**SR、ER**时，则属于缓释剂型。

9. **宜多饮水**的药物：平喘药、利胆药、蛋白酶抑制剂、双膦酸盐、抗痛风药、抗尿结石药、电解质、磺胺类药物、氨基糖苷类抗生素、氟喹诺酮类药物。

10. **限制饮水**的药物：某些治疗胃病的药物、止咳药、预防心绞痛发作的药物、抗利尿药。

11. **不宜用热水送服**的药物：助消化药、维生素类、活疫苗、含活性菌类药物。

12. 总体上，药与酒的相互作用结果有两个：一是降低药效；二是**增加不良反应发生率**。

13. 口服灰黄霉素时，可适当多食**脂肪**。

14. 口服脂溶性维生素（维生素A、D、E、K）或维 A 酸时，可适当多食**脂肪性**食物，以促进药物的吸收，增进疗效。

15. 口服左旋多巴治疗震颤麻痹时，宜少吃**高蛋白**食物。

16. 服用抗结核药异烟肼时，不宜食用**富含组胺的鱼类**。

17. 很多通过**CYP3 A4 代谢**的药物与葡萄柚汁同服会引起生物利用度增加。

历年考题

【A 型题】1. 患者，男，54 岁。患有高血压、糖尿病和牙周炎，服用氢氯噻嗪、氨氯地平、二甲双胍、阿卡波糖和甲硝唑。该患者近日中暑后服用藿香正气水（含有乙醇）出现面部潮红、头痛、眩晕等症状。引起该症状的药物配伍是（　　）【2016 年真题】

　　A. 氢氯噻嗪和藿香正气水

　　B. 氨氯地平和藿香正气水

　　C. 二甲双胍和藿香正气水

　　D. 阿卡波糖和藿香正气水

　　E. 甲硝唑和藿香正气水

【考点提示】E。酒精及含酒精制剂如左卡尼汀口服溶液、氢化可的松注射液、藿香正气水等。乙醇在体内经乙醇脱氢酶的作用代谢为乙醛，有些药可抑制酶的活性，干扰乙醇的代谢，使血中的乙醛浓度增高，出现"双硫仑样反应"，表现有面部潮红、头痛、眩晕、腹痛、胃痛、恶心、呕吐、气促、嗜睡、血压降低、幻觉等症状，所以在使用抗滴虫药甲硝唑、替硝唑，抗生素头孢曲松、头孢哌酮，抗精神病药氯丙嗪等期间应避免饮酒。故二者不可联合使用。

【A型题】2. 直接吞服可能导致患者窒息的剂型是（　　）【2016年真题】

A. 分散片　　　　　　B. 滴丸剂
C. 肠溶片　　　　　　D. 舌下片
E. 泡腾片

【考点提示】E。泡腾片应用时宜注意：①供口服的泡腾片一般宜用100~150mL凉开水或温水浸泡，可迅速崩解和释放药物，应待完全溶解或气泡消失后再饮用；②不应让幼儿自行服用；③严禁直接服用或口含；④药液中有不溶物、沉淀、絮状物时不宜服用。

【A型题】3. 关于使用水银温度计的说法，错误的是（　　）【2014年真题】

A. 使用前应检查玻璃泡有无裂纹

B. 使用前须将水银柱甩到35℃以下

C. 幼儿宜测量口腔温度

D. 精神失常者不可测量口腔温度

E. 使用后用冷水冲洗，70%乙醇浸泡后擦干

【考点提示】C。水银体温计的选购和使用注意事项：先检测玻璃泡有无裂纹，以免在应用时水银溢出，引发水银中毒；测体温前将水银柱甩到35℃以下；幼儿、精神失常、高热神昏及不能用鼻呼吸者都不可测口腔温，而应测肛温；用后需先用冷水冲洗干净，而后浸泡在70%乙醇中备用。也可用肥皂水清洗后保存备用。再次使用前还需用酒精棉球擦拭消毒。

【A型题】4. 患者禁用拔罐法的情况不包括（　　）【2014年真题】

A. 严重皮肤过敏　　B. 腰肌劳损

C. 活动性肺结核　　D. 饮酒后

E. 过饥或过饱

【考点提示】B。分析略。

【B型题】（5~7题共用选项）【2015年真题】

A. 清晨　　　　　　B. 餐前

C. 餐中　　　　　　D. 餐后

E. 睡前

5. 格列齐特片的适宜服药时间是（　　）
6. 阿卡波糖片的适宜服药时间是（　　）
7. 比沙可啶片的适宜服药时间是（　　）

【考点提示】B、C、E。分析略。

【X型题】8. 应告知患者服药后宜多饮水的药物有
（　　）【2016年真题】

A. 熊去氧胆酸　　　　B. 阿仑膦酸钠
C. 苯溴马隆　　　　　D. 复方磺胺甲噁唑
E. 甘草合剂

【考点提示】ABCD。宜多饮水的药物：①平喘药：服用茶碱或茶碱控释片、氨茶碱、胆茶碱、二羟丙茶碱等，由于其可提高肾血流量，具有利尿作用，使尿量增多而易致脱水，出现口干、多尿或心悸；同时哮喘者又往往伴有血容量较低。因此，宜注意适量补充液体，多喝白开水。②利胆药：利胆药能促进胆汁分泌和排出，机械地冲洗胆道，有助于排出胆道内的泥沙样结石和胆结石术后少量的残留结石。但利胆药中苯丙醇、羟甲香豆素、去氢胆酸和熊去氧胆酸服后可引起胆汁的过度分泌和腹泻，因此，服用时应尽量多喝水，以避免过度腹泻而脱水。③蛋白酶抑制剂：在艾滋病联合治疗中，蛋白酶抑制剂中的利托那韦、茚地那韦、奈非那韦、安普那韦、洛匹那韦等,多数可引起尿道结石或肾结石,所以在治疗期间应确保足够的水化,为避免结石的发生,宜增加每日进水量,一日须饮水在2000mL以上。④双膦酸盐:双膦酸盐对食管有刺激性,须用200mL以上的水送服;其中阿仑膦酸钠、帕屈膦酸钠、氯屈膦酸钠在用于治疗高钙血症时,可致水、电解质紊乱,故应注意补充液体,使1日的尿量达2000mL以上。同时提示患者在服药后不宜立即平卧,保持上身直立30分钟。⑤抗痛风药:应用排尿酸药苯溴马隆、丙磺舒、别嘌醇的过程中,应多饮水,一日保持尿量在2000mL以上,同时应碱化尿液,使pH值保持在6.0以上,以防止尿酸在排出过程中在泌尿道沉积形成结石。⑥抗尿结石药:服用中成药排石汤、排石冲剂或柳栎浸膏胶囊后,都宜多饮水,保持一日尿量2500~3000mL,以冲洗尿道,并稀释尿液,降低尿液中盐类的浓度,减少尿盐沉淀的机会。⑦电解质:口服补液盐(ORS),每袋加500~1000mL凉开水,溶解后服下。⑧磺胺类药物:主要由肾排泄,在尿液中的浓度高,可形成结晶性沉淀,易发生尿路刺激和阻塞现象,出现结晶尿、血尿、尿痛和尿闭。在服用磺胺嘧啶、磺胺甲噁唑和复方磺胺甲噁唑后宜大量饮水,以尿液冲走结晶,也可加服碳酸氢钠以碱化尿液,促使结晶的溶解度提高,以减少析晶对尿道的伤害。

⑨氨基糖苷类抗生素链霉素、庆大霉素、卡那霉素、阿米卡星对肾脏的毒性大，虽在肠道不吸收或吸收甚微，但多数在肾脏经肾小球滤过，尿液中浓度高，浓度越高对肾小管的损害越大，宜多喝水以稀释并加快药的排泄。⑩氟喹诺酮类药物：主要经肾排泄，用后应多饮水，防止药物造成肾损伤。

【X型题】9. 透皮贴剂的用药指导内容包括(　　)【2014年真题】

A. 用药前清洁贴敷部位的皮肤，并晾干
B. 打开透皮贴剂外包装，揭去附着的薄膜，贴于清洁的皮肤上
C. 不宜热敷
D. 不宜贴到破损、溃烂、渗出、红肿的皮肤上
E. 定期更换部位或遵医嘱

【考点提示】ABCD。使用透皮贴剂时应注意：用前将所受贴敷部位的皮肤清洗干净，并稍稍晾干；从包装内取出贴片，揭去附着的薄膜，但不要触及含药部位；贴于皮肤上，轻轻按压使之边缘与皮肤贴紧，不宜热敷；皮肤有破损、溃烂、渗出、红肿的部位不要贴敷；不要贴在皮肤的褶皱处、四肢下端或紧身衣服下；定期更换或遵医嘱。

第三节 疾病管理与健康教育

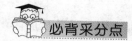
必背采分点

1. 肥胖的腰围标准:男性>90cm,女性>85cm。另外,应用腰臀比反映**腹部内脏脂肪的堆积**。

2. 正常血压**<140/90mmHg**。

3. 精神活性物质滥用简称为"**物质滥用**",是一个全球范围内的重大公共卫生问题。

4. 物质依赖性是一些精神活性物质(或药物)具有的**特殊神经精神毒性**。

5. 在影响人类寿命的因素中,**生活方式**对于健康长寿起到了决定性作用,远超过医疗。

6. 营养保健品、一些中草药制剂等在美国统称为**膳食补充剂**,主要包括维生素、矿物质、草药或其他植物、氨基酸及一些其他饮食中的成分,如酶类等。

7. **合理饮食**是获取营养成分最简单有效的途径,膳食补充剂只能起到补充作用,不可能替代新鲜食物,更不能替代药物起到治疗疾病的作用。

8. 精神物质滥用的主要危害可分为**4类**。

9. 目前,多重用药尚无公认的定义,欧洲的研究主要根据**药物的种类（5 种或 5 种以上）**，而美国的研究则主要根据药物是否是临床需要来判断。

10. 中国人 BMI < 18.5 为体重过低，BMI **18.5～23.9** 为体重正常。

11. 中国人 BMI **24～27.9** 为超重，BMI≥28 为肥胖。

12. 血脂水平：低密度脂蛋白胆固醇 LDL - C < 3.1mmol/L，甘油三酯 < 150mg/dL 或 **1.7mmol/L**。

13. **依从性**是指患者按照医生的规定进行治疗、与医嘱一致的行为。

14. 物质滥用中的违禁物质包括**麻醉药品**、精神药品等，如镇静催眠药、含有可待因和麻黄素的镇咳类处方药等。

15. 物质滥用中的非违禁物质如烟、酒精等。

历年考题

【A 型题】1. 患者，男，身 180cm，体重 90kg。腰围 100cm，其体重指数（BMI）是（　　）【2016 年真题】

A. 18.0　　　　　　　B. 20.0

C. 27.8　　　　　　　D. 30.2

E. 34.2

【考点提示】C。人体健康常用参数：体重指数（BMI）= 体重（kg）/ 身高^2（m^2）

用药教育与咨询 第三章

【B 型题】（2~4 题共用选项）【2015 年真题】
  A. 阿仑磷酸钠　　　　B. 去氨加压素
  C. 硫酸亚铁　　　　　D. 阿莫西林
  E. 辛伐他汀
2. 服药后应保持上身直立的药物是（　　）
3. 饮茶可减少其吸收的药物是（　　）
4. 与葡萄柚汁同服可能升高血药浓度的药物是（　　）
【考点提示】A、C、E。

第四章 用药安全

第一节 药物警戒

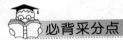 必背采分点

1. 一般采用的**自发报告体系**是药物警戒工作的基本方式,也是药品安全性信息和各种不良事件报告的主要来源。

2. 我国目前采用的是以国家药品不良反应监测中心为首的**全国药品不良反应监测技术体系**,该体系是支撑我国药品不良反应报告制度的主要力量。

3. 自发报告体系具有**监测范围广、迅速、时间长**等优点。

4. 一般来说,在对不良事件个例患者的监测中,**主动监测比被动监测系统**可获取更全面的数据。

5. **定点监测和处方事件监测**是两种常用的 ADR 主动监测方法。

6. WHO 将药物警戒定义为：发现、评价、认识和预防**药品不良作用**或其他任何与药物相关问题的科学研究和活动。

7. **专业刊物发表的病例报道**是获取药物警戒信号的途径之一。

8. 药物警戒信号来源有被动监测、主动监测、**专业刊物发表的病例报道**，还有病例随访、登记等方式。

9. 药物警戒信号通过评价后，可将事前检出的信号归类为：确认的信号、尚不确定的信号、**驳倒的信号**。

10. 尚不确定的信号：有**潜在的**风险，需要继续密切监测。

11. 药物警戒的工作内容包括：①早期发现未知（新的）严重不良反应和药物相互作用，提出新信号；②**监测药品不良反应的动态和发生率**；③确定风险因素，探讨不良反应机制；④对药物的风险/效益进行定量评估和分析；⑤将全部信息进行反馈，改进相关监督、管理所使用的法律、法规。

历年考题

【A 型题】1. 下列不良事件中，属于假劣药事件的是（　　）【2016 年真题】

A. "康泰克 PPA 事件"

B. "万洛（罗非昔布）事件"

C. "亮菌甲素事件"

D. "拜斯亭（西立伐他汀）事件"

E. "阿糖胞苷儿科事件"

【考点提示】C。"亮菌甲素事件"属于假劣药事件。

【X型题】2. 我国药品监督管理部门发布的药物警戒信息有(　　)【2014年真题】

A. 特非那定能增加室性心律失常风险，停止生产、销售和使用

B. 头孢曲松不宜与含钙注射液直接混合

C. 阿昔洛韦可引起急性肾衰竭

D. 停止生产、销售和使用盐酸芬氟拉明

E. 吡格列酮会加重充血性心力衰竭而增加黑框警示

【考点提示】BCDE。我国药物警戒信息：SFDA警告头孢曲松不宜与含钙注射剂（葡萄糖酸钙、氯化钙、复方氯化钠注射液、乳酸钠林格注射液、复方乳酸钠葡萄糖注射液）、含钙的静脉营养液直接混合，因为会导致微粒的形成。SFDA修订盐酸吡格列酮制剂说明书：①在说明书的顶端增加有关充血性心力衰竭的黑框警告内容；②在不良反应项下增加黄斑水肿和骨折。SFDA

修订阿昔洛韦制剂说明书：增加黑框提示，内容为阿昔洛韦可引起急性肾衰竭，肾损害患者接受阿昔洛韦治疗时，可造成死亡。SFDA 发布关于停止生产、销售和使用盐酸芬氟拉明的公告。SFDA 修订多巴胺受体激动剂制剂说明书：在左旋多巴（包括含有左旋多巴的复方制剂）溴隐亭、α-二氢麦角隐亭、吡贝地尔和普拉克索制剂的说明书【不良反应】项下增加"国外已有患者使用多巴胺受体激动剂类药品治疗帕金森病后出现病理性赌博、性欲增高和性欲亢进的病例报告，尤其在高剂量时，在降低治疗剂量或停药后一般可逆转"。SFDA 修订拉莫三嗪片说明书：在说明书【注意事项】项下增加"癫痫患者也可能有抑郁和/或双相障碍症状，有证据表明癫痫和双相障碍患者的自杀风险升高。"1998 年 2 月美国 FDA 已决定将特非那定从市场上撤销，停止使用；欧盟成员国法国、比利时、希腊及卢森堡亦将其撤出市场；英国已决定将特非那定从非处方药转为处方药。

第二节　药品不良反应

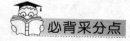

1. 药品不良反应是指合格药品在**正常用法用量**下出

现的与用药目的无关的有害反应。

2. 用药时注意以下几点可预防或减少不良反应的发生：了解患者及家族的药物和食物等过敏史、注意特殊人群用药、使用新药**注意定期监测器官功能**、注意 ADR 症状、注意药物的迟发反应。

3. 对于上市 5 年以上的药品，主要报告该药品引起的**严重、罕见或新的**不良反应。

4. ADR 的监测方法包括自愿呈报系统、集中监测系统、**记录链接系统**和药物流行病学研究方法。

5. 药品不良反应按照程度分为**三级**。

6. 根据五条标准，不良反应的评价结果有**6 级**。

7. 我国药品不良反应报告原则为**可疑即报**，报告者不需要待有关药品与不良反应的关系肯定后才作呈报。

8. 我国药品不良反应的监测范围：对于上市 5 年以内的药品和列为**国家重点监测**的药品，应报告该药品引起的所有可疑不良反应。

9. 由于药代动力学及药效学方面的差异、循环血液中激素含量的差异、口服避孕药及妇女联合用药的比率较高等因素，一般认为女性不良反应的发生率要**高于**男性。

10. 有的药品不良反应发生率男性要高于女性，如药物性皮炎的发生率男女之比约为**3:2**。

11. 吗啡可通过胎盘引起胎儿的**呼吸中枢损害**，滥用吗啡者的新生儿也可出现戒断症状，吗啡本身还有抑制泌乳的作用，同时也可经乳汁分泌而危害乳儿。

12. 一份填报较好的 ADR/ADE 报告内容应包括事件（不良反应）发生、发展的完整过程，即不良反应表现、动态变化、持续时间、相关治疗和有关的实验室辅助检查结果；要能反应出事件的时间联系、病程进展、合并用药、既往病史、**撤药和再次用药**及其他混杂因素。

13. 不良反应/事件过程描述：主要是对不良反应的**主要临床表现和体征**进行明确、具体的描述，如为过敏性皮疹的类型、性质、部位、面积大小等。

14. 引起不良反应的怀疑药品：主要填写报告人认为**可能是引起不良反应的药品**，如认为有几种药品均有可能，可将这些药品的情况同时填上。

历年考题

【A 型题】1. 患者因扁桃体炎给予头孢拉定治疗，服用 4 个小时后，面部出现皮疹，无其他不适。停药后皮疹消失，排除其他疾病可能。该病例用药与不良反应因果关系评价结果是（　　）【2015 年真题】

A. 肯定　　　　　　B. 很可能
C. 可能　　　　　　D. 可能无关

E. 无法评价

【考点提示】B。肯定：用药及反应发生时间顺序合理；停药以后反应停止，或迅速减轻或好转（根据机体免疫状态，某些ADR反应可出现在停药数天以后）；再次使用，反应再现，并可能明显加重（即激发试验阳性）；有文献资料佐证；排除原患疾病等其他混杂因素影响。很可能：无重复用药史，余同"肯定"，或虽然有合并用药，但基本可排除合并用药导致反应发生的可能性。

【A型题】2. 属于B型药品不良反应的情况是（　　）【2014年真题】

A. 青霉素导致过敏性休克
B. 阿托品导致口干
C. 孕妇服用己烯雌酚，有可能导致其女儿青春期后患阴道癌
D. 氯苯那敏导致嗜睡
E. 硝酸甘油导致心跳加快

【考点提示】A。B型（质变型异常）药品不良反应是与正常药理作用完全无关的一种异常反应，一般很难预测，常规毒理学筛选不能发现，发生率低，但死亡率高，过敏反应、特异质反应属于此类。

【B型题】(3~4题共用选项)【2014年真题】

A. 发生率≥1/10

B. 1/100＜发生率＜1/10

C. 1/1000＜发生率＜1/100

D. 1/10000＜发生率＜1/1000

E. 发生率＜1/10000

3. 十分常见的药品不良反应发生率范围是(　　)
4. 常见的药品不良反应发生率范围是(　　)

【考点提示】A、B。药品不良反应的发生率，十分常见：发生率≥1/10；常见：1/100＜发生率＜10；偶见：1/1000＜发生率＜1/100；罕见：1/10000＜发生率＜1/1000；十分罕见：发生率＜1/10000。

【X型题】5. 开展药品不良反应报告与监测的目的和意义有(　　)【2015年真题】

A. 减少ADR的危害

B. 促进新药的开发

C. 促进临床合理用药

D. 为医疗事故鉴定和诉讼提供证据

E. 弥补药品上市前的研究不足

【考点提示】ABCE 药品监测的目的和意义：弥补药品上市前研究的不足、减少ADR的危害、促进新药的研制开发、促进临床合理用药。

第三节 药源性疾病

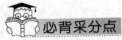 必背采分点

1. 药源性疾病是由药物诱发的疾病,属于<u>医源性疾病</u>的一种。

2. 有些药由于对胃肠黏膜或迷走神经感受器有刺激作用,能引起<u>恶心呕吐</u>,如硫酸亚铁、抗酸药、吡喹酮、丙戊酸钠、氨茶碱。

3. 有些药能引起<u>肠蠕动减慢甚至肠麻痹</u>,如抗精神病药氯丙嗪、丙米嗪、阿米替林、氯氮平、多塞平;抗组胺药、阿托品、东莨菪碱、苯海索等。

4. 氨基糖苷类药物有<u>直接肾毒性</u>,这类药物98%~99%从肾小球滤过,并以原型从尿中排除。

5. 药源性疾病的治疗首先要考虑<u>停用致病药物</u>。

6. 引起<u>溶血性贫血</u>的药物有:苯妥英钠、氯丙嗪、吲哚美辛、保泰松、奎尼丁、甲基多巴、氯磺丙脲、甲苯磺丁脲、维生素K、异烟肼、利福平、对氨基水杨酸、氨苯砜、氯喹、伯氨喹、磺胺类等。

7. 引起<u>粒细胞减少症</u>的药物有:氯霉素、锑制剂、

磺胺类、复方阿司匹林、吲哚美辛、异烟肼、甲硫氧嘧啶、丙硫氧嘧啶、氯氮平等。

8. 引起**血小板减少症**的抗肿瘤药物有：阿糖胞苷、环磷酰胺、白消安、甲氨蝶呤、巯嘌呤等。另外，氢氯噻嗪类利尿药亦可引起血小板减少。

9. 有些药能引起**血小板减少性紫癜**，如利福平、阿苯达唑等。

10. 可引起**癫痫发作**的药物有：中枢神经兴奋药物中的哌甲酯、茶碱、咖啡因、苯丙胺、可卡因、麻黄碱等。

11. 可引起**听神经障碍（主要为耳聋）**的药物有：氨基糖苷类抗生素、奎宁、氯喹、水杨酸类及依他尼酸等。

12. Ⅰ型药源性高血压常突然起病，发作时除血压增高外，还伴有**头痛、震颤和心绞痛**等表现，症状一般持续数分钟至数小时。

13. Ⅱ型药源性高血压表现为逐渐起病，发作时除血压升高外，还伴有脑、心和肾脏等器官严重损害，严重时可并发脑卒中、心肌梗死和急性左心衰竭等，症状一般持续**数小时至数天**。

14. 通过**收缩血管平滑肌**，使血压升高的药物有：曲马多、芬太尼、萘甲唑啉、麻黄碱、伪麻黄碱、去氧肾上腺素、垂体后叶素、麦角碱、麦角新碱。

15. 有些药源性疾病只能通过<u>流行病学的调查</u>方能确诊。

历年考题

【A 型题】1. 患者，男，45 岁。患有高血压，因感冒发热，咽痛，流鼻涕到药店买药，药师不应推荐其使用的药物是（　　）【2016 年真题】

　　A. 复方酚咖伪麻胶囊　　B. 维 C 银翘片

　　C. 速克感冒片　　　　　D. 速感宁胶囊

　　E. 对乙酰氨基酚片

【考点提示】A。咖啡因及含咖啡因药物（如复方氨酚烷胺胶囊、复方酚咖伪麻胶囊等）、哌甲酯、苯丙胺等中枢神经系统兴奋药也可通过兴奋交感神经使血压升高，或通过肾素 - 血管紧张素 - 醛固酮系统激活升高血压（比如雌激素避孕药）。

【A 型题】2. 治疗类风湿关节炎时，必须提醒患者每周用药一次，避免用药过量造成再生障碍性贫血等药源性疾病的药物是（　　）【2015 年真题】

　　A. 来氟米特　　　　　B. 泼尼松

　　C. 雷公藤多苷　　　　D. 白芍总苷

E. 甲氨蝶呤

【考点提示】E。可引起再生障碍性贫血的药物包括氯霉素、保泰松、吲哚美辛、阿司匹林、对乙酰氨基酚、环磷酰胺、甲氨蝶呤、羟基脲、氯喹、苯妥英钠、甲硫氧嘧啶、丙硫氧嘧啶、卡比马唑、磺胺异噁唑、复方磺胺甲噁唑等。甲氨蝶呤多采用每周1次给药。少数出现骨髓抑制，应定期查血常规和肝功能。

【A型题】3. 羟甲戊二酰辅酶A还原酶抑制剂（他汀类）与贝丁酸类调节血脂药联合应用时，可能引起的严重不良反应是（　　）【2014年真题】

A. 输尿管结石　　　　B. 十二指肠溃疡
C. 急性心肌梗死　　　D. 横纹肌溶解症
E. 糖尿病性坏疽

【考点提示】D。他汀类可引起肌病、肌炎和横纹肌溶解，若和贝丁酸类药合用可能会增加发生肌病的危险；此外，贝丁酸类药单用也可发生肌病。

【A型题】4. 可以抑制骨髓造血功能的药品是（　　）【2014年真题】

A. 甲硝唑　　　　　　B. 甲氨蝶呤
C. 阿奇霉素　　　　　D. 曲克芦丁

E. 辛伐他汀

【考点提示】 B。参见第1题答案。

【B型题】(5~7题共用选项)【2016年真题】

A. 粒细胞减少症　　B. 消化性溃疡
C. 慢性肾衰竭　　　D. 溶血性贫血
E. 呼吸抑制

5. 含有马兜铃酸的中药,可引起的典型药源性疾病是(　　)

6. 甲状腺功能亢进患者服用丙硫胺嘧啶,可引起的典型药源性疾病是(　　)

7. 快速静脉注射克林霉素,可引起的典型药源性疾病是(　　)

【考点提示】 C、A、E。含有马兜铃酸的中药引致肾损害的主要特点是肾间质纤维化,从而可引起急、慢性肾小管间质性病变,可表现为急、慢性肾衰竭。慢性肾衰竭时可伴或不伴肾小管性酸中毒。在马兜铃酸引致的肾损害中以慢性肾衰竭最为多见,急性肾衰竭相对较少,而且部分急性肾衰竭可演变为慢性肾衰竭。引起粒细胞减少症的药物有氯霉素、锑制剂、磺胺类、复方阿司匹林、吲哚美辛、异烟肼、甲硫氧嘧啶、丙硫氧嘧啶、氯氮平等。静脉滴注时间应控制在1小时以上的药物有林可霉素、克林霉素、氯霉素、红霉素等,快速静脉注射克林霉素,可引起的典型药源性疾病是呼吸抑制。

【B型题】(8~10题共用选项)【2015年真题】
A. 胃肠类疾病　　　　B. 肌病
C. 神经系统疾病　　　D. 血液系统疾病
E. 心血管系统疾病

8. 他汀类药物引起的典型药源性疾病是(　　)
9. 非甾体抗炎药引起的典型药源性疾病是(　　)
10. 氨基糖苷类药物引起的典型药源性疾病是(　　)

【考点提示】B、A、C。非甾体类抗炎药常引起消化系统疾病,布洛芬、吲哚美辛、萘普生、吡罗昔康、酮咯酸、阿司匹林等,均曾有引起胃出血、胃穿孔、十二指肠溃疡穿孔、大便潜血的报道。即使环氧酶-2抑制剂塞来昔布等理论上能够避免胃肠出血的新品种,也不能完全避免。其他如呋塞米、依他尼酸、利血平、吡喹酮、维生素D等亦可诱发消化道溃疡及出血。

第四节 用药错误

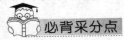

1. 2011年卫生部颁布实施的《<u>医疗机构药事管理规定</u>》将用药错误定义为药物在临床使用全过程中出现的、任何可以防范的用药不当。

2. 常见的错误原因可概括为四个方面：管理缺失、<u>认知缺失或障碍</u>、操作失误（行为因素）、其他因素。

3. 管理缺失包含：工作流程和环境的缺陷、培训缺失、<u>患者教育欠缺</u>。

4. 操作失误包含：沟通失误，<u>剂量计算错误</u>，给药时间、途径或剂型错误。

5. 我国目前尚无官方发布的用药错误分级，实际工作中通常借鉴美国国家用药错误报告及预防协调委员会制定的分级标准，即根据用药错误发生程度和发生后可能造成危害的程度，将用药错误分为<u>九级</u>。

6. 用药错误的类型包括：处方错误、转抄差错、<u>调剂错误</u>、给药错误、患者依从性错误、监测错误、其他用药错误。

7. 自愿报告对于确认重大用药差错问题并促进系统

改进意义重大,但在**评价用药错误和 ADEs 的发生率**方面有局限性。

8. **病历审查**是一种发现用药错误和 ADEs 的有效方法,但实施较为困难。

9. **直接观察**能监测用药过程错误的真实发生率。

10. 相对于自愿报告,直接观察的一个重要优点是**不依赖于医务工作者是否意识到了错误**。

11. 从系统观出发,差错防范对策是从**组织机构的角度**系统设计防御错误的机制,减少犯错误的环境和机会。

历年考题

【A 型题】1. 药师在指导合理用药时应正确地交代给药途径和给药方法。下列交代的内容,错误的是(　　)【2015 年真题】

A. 活菌制剂不能用超过 40℃ 的水送服

B. 肠溶片要整片吞服,不宜嚼碎服用

C. 栓剂是外用制剂,不可口服

D. 泡腾片可以溶解于温开水后服用,也可以作为咀嚼片服用

E. 骨架型缓释片服用后,会随粪便排出类似完整药片的制剂骨架,告知患者不用疑惑

【考点提示】D。泡腾片应用时宜注意：①供口服的泡腾片一般宜用 100~150mL 凉开水或温水浸泡，可迅速崩解和释放药物，应待完全溶解或气泡消失后再饮用。②不应让幼儿自行服用。③严禁直接服用或口含。④药液有不溶物沉淀、絮状物时不宜服用。

【B型题】（2~4题共用题干及选项）【2015年真题】

姓名：×××

性别：女

年龄：62

临床诊断：2型糖尿病，高血压，2期高血脂，PCI术后

R：二甲双胍片 0.25g×48 片×3 盒/0.5g tid po 餐中

阿卡波糖片 50mg×30 片×3 盒/50mg tid po 与第一口饭同服

氯吡格雷片 75mg×7 片×4 盒/750mg tid po 清晨

氨氯地平片 5mg×7 片×4 盒/5mg qd po 餐后

辛伐他丁片 20mg×7 片×4 盒/20mg qd po 清晨

  A. 二甲双胍   B. 阿卡波糖

  C. 氯吡格雷   D. 氨氯地平

E. 辛伐他丁
2. 本处方中,给药次数错误的是( )
3. 本处方中,单次给药剂量错误的是( )
4. 本处方中,给药时间错误的是( )

【考点提示】C、C、E。氨氯地平口服,初始剂量一次 5mg,一日 1 次;氯吡格雷口服,一次 75mg,一日 1 次。

【B 型题】(5~7 题共用选项)【2014 年真题】
A. 清晨　　　　　　B. 餐前
C. 餐中　　　　　　D. 餐后
E. 睡前
5. 糖皮质激素适宜给药时间是( )
6. 促胃肠动力药适宜给药时间是( )
7. α-糖苷酶抑制剂适宜给药时间是( )

【考点提示】A、B、C。

第五节　药品质量缺陷

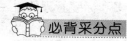

1. 药品质量问题可发生在药品的生产、经销和使用

的各个环节,按照问题性质总结归纳如下:包装破损、药品包装质量问题、药品变质、**不合格药品混入**、其他问题。

2. 药品质量问题追踪流程:根据药品在医院内流通的过程:**采购—验收—入库—出库—调配—使用**,从发现问题的环节反向追踪。

3. 药品运输的操作规范化是保证药品质量的重要环节。2015 年 6 月 25 日起施行的**《药品经营质量管理规范》**、2007 年 5 月 1 日起施行的《药品流通监督管理办法》中均有相关内容的规定。

4. 坚持核对制度,把好最后一关。药师在将药品发给患者前,必须认真检查药品外观质量,严格按照"**四查十对**"的要求,保证发出去的药品是合格药品。

5. 我国国家食品药品监督管理局 2007 年 12 月 10 日公布并施行了**《药品召回管理办法》(局令第 29 号)**。

6. 药品存在安全隐患是指有证据证明对**人体健康已经或者可能**造成危害的药品。

7. 合格药品是指从外观看包装完好无损,具有国家食品药品监督管理总局批准的批准文号,药品标签符合国家食品药品监督管理总局关于说明书和标签管理的规定,由具有合法资质的药品生产企业生产,由具有合法资质的药品经营企业购入,具有**药品质量检验合格证**

书,药品运输过程符合国家药品物流管理相关规定,外观和内在质量均符合国家药品质量标准的药品。

8. 药品的性状,包括**形态、颜色、气味、味感、溶解度**等是药品外观质量检查的重要内容,它们有的能直接反映出药品的内在质量,对鉴别药品质量有着极为重要的意义。

9. 药品的外观质量检查是通过人的视觉、触觉、听觉、嗅觉等感官试验,依据**药品质量标准、药剂学、药物分析及药品说明书**的相关知识与内容进行判断。

10. 药品质量控制小组对每次药品抽查、药品质量问题事件处理后都应仔细填写**药品质量问题评估报告**。

11. **药库**负责接收各部门退回的药品。将退库药品视同进货药品验收,验收后保管员办理入库手续,并将召回药品单独存放。召回结束后,汇总为《药品召回记录》,上报药品质量安全管理小组,药品质量安全管理小组审批后,签署意见。

历年考题

【X 型题】属于药品质量缺陷的情况有(　　)【2015 年真题】

A. 注射用水安瓿字迹不清

B. 腺苷钴胺糖衣色泽不均

C. 精蛋白锌胰岛素注射液外观可见沉淀物
D. 对乙酰氨基酚片为白色
E. 维生素 C 注射液外观为澄明微黄色

【考点提示】ABCE。药品质量问题可发生在药品的生产、经销和使用的各个环节,按照问题性质总结归纳如下。①包装破损:药品运送过程中易造成玻璃包装碎裂、包装箱或包装盒破损等。②药品包装质量问题:药品的生产工艺落后或技术条件受限,包装材料质量欠缺及国家对药品包装材料质量管理标准欠缺等原因,使得药品包装质量问题频现,具体表现为:标签脱落;包装上无生产日期、无批号、无效期或数字打印错位;印刷错误;瓶口松动、漏液;气雾剂或喷雾剂等特殊剂型装置质量问题不能正常使用;注射剂的丁基胶塞掉屑问题等,在临床使用中时有发生。③药品变质:储存条件不当等因素造成碎片、受潮膨胀、粘连、发霉、变色、软胶囊熔化、结晶析出等。易出现变质的药品:如肠外营养液、中药蜜丸虫蛀,拆零药品若管理不当,容易变质失效。④不合格药品混入:溶液剂或注射剂中有异物;装量不足、空胶囊未装药;空泡眼未装填药物等。⑤其他问题:中药注射剂质量标准中有颜色范围的要求,同样品种在批与批之间有时出现颜色不同的情况,虽在质量标准正常范围内,但与药品变质导致变色的问题难以区别。

第六节 特殊人群用药

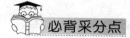
必背采分点

1. 胎盘中含有大量的能影响药物代谢的酶，**妊娠8周**的胎盘便能参与药物的代谢。

2. 大多数药物通过被动扩散透过胎盘，药物扩散的速度与胎盘表面积呈正比，与胎盘内膜的**厚度**呈反比。

3. 药物转运的部位在胎盘的**血管合体膜**。

4. 胎儿的体液较母体略微偏酸，故弱碱性药物透过胎盘在胎儿体内易被离解，胎儿血液中的药物浓度可比母体**高**。

5. 可使驾驶员视物模糊或辨色困难的药物：解热镇痛药、**解除胃肠痉挛药**、扩张血管药、抗心绞痛药、抗癫痫药。

6. 在受精后**半个月以内**几乎见不到药物的致畸作用。

7. 妊娠5个月后用**四环素**可使婴儿牙齿黄染，牙釉质发育不全，骨生长障碍。

8. 分娩前应用**氯霉素**可引起新生儿循环障碍和灰婴综合征。

9. 美国食品药品监督管理局（FDA）根据药物对胎儿的危害将妊娠用药分为A、B、C、D、X五个级别，并要求制药企业应在药品说明书上标明等级。A—X级致畸系数逐级**递增**。

10. **C级**在动物的研究中证实对胎儿有不良反应（致畸或使胚胎致死或其他），但在妇女中无对照组或在妇女和动物研究中无可以利用的资料，药物仅在权衡对胎儿的利大于弊时给予。

11. **X级**动物或人的研究中已证实可使胎儿异常，或基于人类的经验知其对胎儿有危险，对母体或对两者均有害，而且该药物对孕妇的应用危险明显大于其益处。

12. 药物经乳汁排泄是哺乳期所特有的药物排泄途径，**几乎药物**都能通过被动扩散进入乳汁。

13. 乳汁中药物的浓度取决于药物的理化性质、**蛋白结合程度**及其在母体中的药物浓度。

14. 脂溶性高的药物易分布到乳汁中，但母乳中分布的药量不会超过母体摄取量的**1%~2%**。

15. **碱性药物**易于分布到乳汁中。

16. **蛋白结合率高的药物**不易分布到乳汁中。

17. **青霉素类**对乳儿安全。

18. 头孢菌素类在乳汁中含量甚微，但**第四代头孢**

菌素类如头孢匹罗、头孢吡肟例外。

19. 大环内酯类**100%**分泌至乳汁。

20. 降糖类药格列喹酮等能分泌至乳汁中，引起**新生儿黄疸**，不宜应用。

21. 新生儿期是指新生儿从出生到**28天**这一阶段。

22. 新生儿的相对体表面积比成人大，而且皮肤角化层薄，皮肤对外部用药吸收**快而多**。

23. 新生儿的相对总体液量比成人高，体液占体重的75%~80%，主要为**细胞外液**。

24. 新生儿血浆蛋白与许多药物的结合力**均低于**成人，致使血浆中的游离药物浓度升高，容易导致药物中毒。

25. 新生儿的肾脏也处于发育阶段，肾小球的滤过率只有成人的**30%~40%**，肾小管的排泌功能亦低。

26. 计算药物剂量的基本公式：$D = \Delta C \times V_d$。

27. 维持量和输注速度计算公式为：$K_0 = K \times C_{ss}$。

28. 中枢神经系统：儿童期由于血脑屏障尚未发育完全，通透性**较强**，这对于治疗儿童颅内疾患有一定益处。

29. 正常人体血细胞是在骨髓及淋巴组织内生成，胎儿刚出生时全身骨髓普遍能够生成血细胞，5岁后由**四肢远端向心性**退缩。

30. 儿童期体内电解质调节及平衡功能**较差**。

31. 婴幼儿脂肪含量较成人**低**。

32. Fried 公式婴儿药物剂量 = **月龄×成人剂量/150**

33. Young 公式小儿药物剂量 = **(年龄×成人剂量)/(年龄+12)**

34. 1 岁以内儿童用量 = **0.01×(月龄+3)×成人剂量**

35. 1 岁以上儿童用量 = **0.05×(月龄+2)×成人剂量**

36. 如不知儿童每千克体重剂量,可按下式计算:小儿剂量 = **成人剂量×小儿体重(kg)/70**

37. 如不知道儿童的体重多少,可按下列公式计算:1~6 个月小儿体重(kg) = **月龄×0.6+3**

38. 老年人对**肝素及口服抗凝药**非常敏感。

39. 多种疾病同时存在:老年人往往是多种慢性病共存,50% 以上的老年人患有 **3 种及以上**的慢性疾病。

40. 同时合并 2 种及以上慢性疾病和老年综合征则称为**共病**。

41. 肾脏功能发生衰竭时,就会缺乏活性形式的**维生素 D**。

42. 可引起驾驶员嗜睡的药物:抗感冒药、抗过敏药、镇静催眠药、**抗偏头痛药**、质子泵抑制剂。

43. 可使驾驶员出现眩晕或幻觉的药物：镇咳药、解热镇痛药、**抗病毒药**、抗血小板药、降糖药。

历年考题

【A 型题】1. 下列药物中服用后可在乳汁中分泌较多的是（   ）【2016 年真题】

A. 青霉素 G　　　　　　B. 头孢呋辛
C. 华法林　　　　　　　D. 地西泮
E. 氨苄西林

【考点提示】D。脂溶性高的药物易分布到乳汁中，但母乳中分布的药量不会超过母体摄取量的 1%～2%。如地西泮脂溶性较强，可分布到乳汁中，哺乳期妇女应避免使用。

【A 型题】2. 妊娠期使用某些药物可能导致胎儿发育异常，其中最易受到药物影响、可能产生形态或者功能上异常而造成胎儿畸形的阶段是（   ）【2015 年真题】

A. 妊娠 1～2 周　　　　B. 妊娠 3～12 周
C. 妊娠 13～27 周　　　D. 妊娠 28～32 周
E. 妊娠 33～40 周

【考点提示】B。根据妊娠各阶段的特点，一般将妊娠分为3个阶段：妊娠头3个月，即妊娠12周末之前称为妊娠早期；妊娠中期的4个月，即妊娠13～27周末，称妊娠中期；妊娠最后3个月，即妊娠28周之后，称妊娠晚期。妊娠早期是胚胎器官和脏器的分化时期，最易受外来药物的影响引起胎儿畸形。

【A型题】3.易经乳汁分泌的药物的特征是（　　）【2015年真题】

A. 蛋白结合率高　　B. 弱酸性

C. 脂溶性大　　　　D. 分子量大

E. 极性强

【考点提示】C。脂溶性高的药物易分布到乳汁中，但母乳中分布的药量不会超过母体摄取量的1%～2%。如地西泮脂溶性较强，可分布到乳汁中，哺乳期妇女应避免使用。由于乳汁的pH值比母体血浆pH值低，碱性药物如红霉素易于分布到乳汁中，而酸性药物如青霉素G、磺胺类则不易进入乳汁中。药物与血浆蛋白结合后分子变大，难以通过细胞膜，只有在血浆中处于游离状态的药物才能通过细胞膜进行转运和转化。因此蛋白结合率高的药物不易分布到乳汁中。如华法林有较高的血浆蛋白结合率，因此较少进入乳汁。

【A型题】4. 老年人使用可导致甲状腺功能异常，肺毒性或Q-T间期延长，不宜作为心房颤动一线用药的是(　　)【2015年真题】

A. 福辛普利　　　　B. 地高辛
C. 美托洛尔　　　　D. 胺碘酮
E. 华法林

【考点提示】D。胺碘酮的不良反应有心动过缓、低血压、视力模糊、甲状腺功能异常、肝功能损害、静脉炎等。

【A型题】5. 下列关于肾功能不全患者给药方案调整的方法，错误的是(　　)【2015年真题】

A. 肾功能不全者首选肝胆代谢和排泄的药物
B. 肾功能不全而肝功能正常者，可选用双通道（肝肾）消除的药物
C. 肾功能不全又必须使用明显肾毒性的药物时，可以延长给药间隔或减少给药剂量
D. 肾功能不全又必须使用明显肾毒性的药物时，可以同时服用碳酸氢钠来碱化尿液，以促进药物排泄，防止药源性疾病
E. 使用治疗窗窄的药物，应进行血药浓度检测，设计个体化给药方案

【考点提示】 D。肾功能不全患者用药原则：明确诊断，合理选药。避免或减少使用肾毒性大的药物。注意药物相互作用，特别应避免与有肾毒性的药物合用。肾功能不全而肝功能正常者可选用双通道（肝肾）消除的药物。根据肾功能的情况调整用药剂量和给药间隔时间，必要时进行TDM，设计个体化给药方案。

【A型题】 6. 分娩前母亲使用氯霉素可引起新生儿出现（　　）【2014年真题】

  A. 智力障碍　　　　　B. 血钙升高
  C. 电解质紊乱　　　　D. 牙齿黄染
  E. 灰婴综合征

【考点提示】 E。分娩前应用氯霉素可引起新生儿循环障碍和灰婴综合征。

【B型题】（7～9题共用选项）【2016年真题】

美国食品药品监督管理局（FDA）根据药品对胎儿的危害，将妊娠用药分为A、B、C、D、X五个级别。

  A. A级　　　　　　　B. B级
  C. C级　　　　　　　D. D级
  E. X级

  7. 卡托普利属于（　　　）

8. 利巴韦林属于（　　）
9. 头孢曲松属于（　　）

【考点提示】D、E、B。D级：对人类胎儿的危险有肯定的证据，仅在对孕妇肯定有利时，方予应用（如生命垂危或疾病严重而无法应用较安全的药物或药物无效）。伏立康唑、妥布霉素、链霉素、甲巯咪唑、缬沙坦、氨氯地平、卡马西平属于D级，降压药卡托普利、依那普利、比索洛尔、美托洛尔在妊娠中晚期使用时亦属此类。X级及B级解析参考10~12题。

【B型题】（10~12题共用选项）【2015年真题】
A. 阿莫西林　　B. 葡萄糖
C. 万古霉素　　D. 沙利度胺
E. 卡马西平

10. 根据药物对胎儿的危害，美国FDA分为A、B、C、D、X五个级别，属于A级药物的是（　　）

11. 根据药物对胎儿的危害，美国FDA分为A、B、C、D、X五个级别，属于B级药物的是（　　）

12. 根据药物对胎儿的危害，美国FDA分为A、B、C、D、X五个级别，属于X级药物的是（　　）

【考点提示】B、A、D。美国食品药品监督管理局（FDA）根据药物对胎儿的危害将妊娠用药分为A、B、

C、D、X五个级别,并要求制药企业应在药品说明书上标明等级。A—X级致畸系数逐级递增。有些药物有两个不同的危险度等级,一个是常用剂量的等级,另一个是超常剂量等级。

A级在有对照组的早期妊娠妇女中未显示对胎儿有危险(并在中、晚期妊娠中亦无危险的证据),可能对胎儿的伤害极小。如各种水溶性维生素、正常剂量的脂溶性维生素A和维生素D、枸橼酸钾、氯化钾等。

B级在动物生殖试验中并未显示对胎儿的危险,但无孕妇的对照组,或对动物生殖试验显示有副反应(较不育为轻),但在早孕妇女的对照组中并不能肯定其不良反应(并在中、晚期妊娠亦无危险的证据)。如青霉素、阿莫西林、阿昔洛韦、氨苄西林/舒巴坦、哌拉西林/三唑巴坦、苄星青霉素、多黏菌素B、头孢呋辛、头孢克洛、头孢拉定、头孢哌酮/舒巴坦钠、头孢曲松钠、红霉素、克林霉素、美洛西林、美罗培南等抗菌药物,降糖药阿卡波糖、二甲双胍、门冬胰岛素,解热镇痛药对乙酰氨基酚,消化系统用药法莫替丁、雷尼替丁、泮托拉唑均属B级。

X级在动物或人的研究中已证实可使胎儿异常,或基于人类的经验知其对胎儿有危险,对母体或对两者均有害,而且该药物对孕妇的应用危险明显大于其益处。该药禁用于已妊娠或将妊娠的妇女。降脂药辛伐他汀、洛伐他汀、阿托伐他汀、氟伐他汀、瑞舒伐他汀；抗病毒药利巴韦林；激素类药物米非司酮、炔诺酮、缩宫素、非那雄胺、戈舍瑞林；沙利度胺、华法林、甲氨蝶呤、米索前列醇、前列腺素E1、碘甘油等均属此类。

【B型题】（13~16题共用选项）【2014年真题】

A. 左氧氟沙星　　　　B. 氯霉素

C. 磷霉素　　　　　　D. 万古霉素

E. 甲硝唑

13. 对胎儿骨骼发育可能产生不良反应，妊娠期妇女避免使用的药品是（　　）

14. 在乳汁中分泌量较高，主要用于治疗厌氧菌感染的药品是（　　）

15. 对胎儿及母体均无明显影响，也无致畸作用，妊娠期感染时可选用的药品是（　　）

16. 对母体及胎儿有一定的耳、肾毒性，仅在有明确指征时方可使用，并应进行治疗药物监测的、治疗耐药革兰阳性菌所致严重感染的药品是（　　）

【考点提示】A、E、C、D。妊娠期抗菌药物的应用需考虑药物对母体和胎儿两方面的影响：对胎儿有致畸或明显毒性作用的，如四环素类、氟喹诺酮类等，妊娠期避免应用；对母体和胎儿均有毒性作用的，如氨基糖苷类、万古霉素、去甲万古霉素等，妊娠期避免应用；确有应用指征时，需在TDM下使用，以保证用药安全有效；药物毒性低，对胎儿及母体均无明显影响，也无致畸作用者，妊娠期感染时可选用，如青霉素类、头孢菌素类等β内酰胺类和磷霉素类。哺乳期患者接受抗菌药物后，药物可由乳汁分泌，少数药物乳汁中分泌量较高，如氟喹诺酮类、四环素类、大环内酯类、氧霉素、磺胺甲𫫇唑、甲氧苄啶、甲硝唑等。

【B型题】（17~18题共用选项）【2014年真题】

A. 地塞米松　　　　B. 可的松
C. 泼尼松　　　　　D. 泼尼松龙
E. 氢化可的松

17. 因可抑制患儿的生长和发育，小儿应避免使用的长效糖皮质激素是（　　）

18. 无须在肝脏代谢，严重肝功能不全者宜选用的中效糖皮质激素是（　　）

【考点提示】 A、D。小儿如长期使用肾上腺糖皮质激素，需十分慎重，因激素可抑制患儿的生长和发育，如确有必要长期使用，应采用短效（如可的松）或中效制剂（如泼尼松），避免使用长效制剂（如地塞米松）。可的松和泼尼松需在肝内分别转化成氢化可的松和氢化泼尼松才有生物活性，而肝功能不全者，药物在肝脏的转化会出现障碍，因此，严重肝功能不全者，不宜服用泼尼松治疗，而应选用不需肝脏代谢能直接发挥药物作用的泼尼松龙。

【B型题】（19~20题共用选项）【2014年真题】

A. 谷氨酸钠 B. 头孢呋辛酯
C. 米诺环素 D. 麦角新碱
E. 阿莫西林

19. 可引起子宫收缩导致胎儿窒息，妊娠期妇女须禁用的药品是（   ）

20. 可分泌到乳汁中导致婴儿引起肝毒性，哺乳期妇女须禁用的药品是（   ）

【考点提示】D、C。麦角胺、麦角新碱等可引起子宫强直性收缩，其作用亦较持久，临床上主要用于产后出血，但在胎盘娩出前禁用此药，否则可引起胎儿窒息死亡。哺乳期患者接受抗菌药物后，药物可自乳汁分泌，少数药物乳汁中分泌量较高，如氟喹诺酮类、四环素类、大环内酯类、氯霉素、磺胺甲噁唑、甲氧苄啶、甲硝唑等。

【B型题】（21~23题共用选项）【2014年真题】

A. 头孢他啶 B. 妥布霉素
C. 琥乙红霉素 D. 青霉素

E. 阿莫西林

21. 伴有肾功能不全的感染患者可以应用,但需要减少治疗剂量的抗菌药物是(　　)

22. 伴有肾功能不全的感染患者避免应用,必须使用时,应当调整给药剂量后,方可使用的抗菌药物是(　　)

23. 肝功能不全的感染患者避免应用的抗菌药物是(　　)

【考点提示】AD、B、C。肾功能减退感染患者抗菌药物的应用表格中,可应用,但治疗量需减少的药物有青霉素、头孢他啶。避免使用,必须使用时需调整给药方案的药物有妥布霉素。肝功能减退感染患者抗菌药物的应用表格中,避免应用红霉素酯化物。

【X型题】24. 老年人服用糖皮质激素时,应注意的问题有(　　)【2014年真题】

A. 易发生体位性低血压

B. 易发生消化道溃疡

C. 更年期妇女易发生骨质疏松症

D. 未能应用抗菌药物控制的细菌、真菌感染者禁用

E. 严重肝功能不全者不宜服用泼尼松龙

【考点提示】BD。老年患者应用糖皮质激素易发生高血压。老年患者尤其是更年期后的女性应用糖皮质激素易发生骨质疏松。此外，老年人对α受体阻断剂、β受体阻断剂比较敏感，对药品所致的降压作用敏感，并可使老年人发生体温过低的现象。对糖皮质激素过敏者、严重的精神病（既往和现在）癫痫、活动性消化性溃疡、新近胃肠吻合术后、骨折、创伤修复期、角膜溃疡、高血压、糖尿病、低血钾、严重的骨质疏松症、肾上腺皮质功能亢进症、股骨头坏死，以及未能用抗菌药物控制的病毒、细菌、真菌感染者禁用。

【X型题】25. 儿童禁用的用药情况有（   ）【2014年真题】

A. 地西泮用于6个月以下幼儿

B. 阿司匹林用于2~14岁儿童

C. 尼美舒利用于14岁以下儿童

D. 布洛芬用于14岁以下儿童

E. 吗啡用于1岁以下幼儿

【考点提示】AE。地西泮禁用于新生儿；吗啡可以减量用于新生儿；布洛芬、阿司匹林可用于儿童；尼美舒利禁用于12岁以下儿童。

第五章 药品的临床评价方法与应用

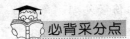

必背采分点

1. 治疗药物的有效性评价具体包括了**新药临床评价和临床疗效评价**两大部分。

2. 新药临床评价的分期中Ⅰ期临床试验：初步的**临床药理学及人体安全性**评价试验阶段。

3. Ⅱ期临床试验：**治疗作用**的初步评价阶段。

4. Ⅲ期临床试验：**新药得到批准试生产后**进行的扩大的临床试验阶段。

5. Ⅳ期临床试验：**上市后**药品临床再评价阶段。

6. 药品的安全性评价包括药品的**上市前及上市后**安全性两部分内容。

7. 一个安全、有效、稳定、经济的药品，其基本前提必须是**质量合格**。

8. 控制药品质量的标准一般包括**法定标准**、企业标准和研究用标准三类。

9. **药典**是法定标准,每隔几年修订或增补,是动态发展的,作为基本标准亦为最后裁决标准。

10. 循证医学强调任何医疗决策应建立在**最佳科学研究证据**基础上。

11. 循证医学的核心是在医疗决策中将临床证据、个人经验与**患者的实际状况和意愿**三者相结合。

12. 2001年英国Cochrane中心联合循证医学和临床流行病学领域最权威的专家,根据研究类型分别制定了详细的分级并沿用至今。推荐强度分为**A~D四级**。

13. 一个新药按照GCP管理要求必须经过**四期**的临床试验。

14. 我国新药审批办法规定,Ⅱ期临床试验多发病病例数不少于300例,一些发生频率**低于1%**的不良反应在此期间很难被发现。

15. 上市后再评价主要遵循**循证医学**的方法。

16. 实用性和对比性:药品临床评价不重在理论研究,而重在**临床实践**。

17. 公正性和科学性:药品临床评价是一项实事求是的工作,必须讲究**科学性和诚信**,须强调公平和公正。评价结论不能受行政领导、制药公司和医药代表等各方面的干预和干扰。

18. 最小成本分析,用于两种或多种药物治疗方案的选择，虽然只对成本进行量化分析但也需要**考虑效果**，这是最小成本分析与成本分析的区别，因为成本分析仅关注投入成本。

19. **最小成本分析**可以为总体医疗费用的控制和医疗资源优化配置提供基本信息。

20. 成本-效益分析，将药物治疗的成本与所产生的效益归化为**以货币为单位的数字**，用以评估药物治疗方案的经济性。

21. 成本-效果分析：与成本-效益分析的差异在于，药物治疗的效果不以货币为单位表示，而是用**其他量化的方法表达治疗目的**，如延长患者生命时间等。

22. 成本-效用分析：是更细化的成本效果分析，效用指标是指患者对某种药物治疗后所带来的健康状况的偏好（即主观满意程度），主要为质量调整生命年（QALY）或质量调整预期寿命两种，分别是**生命年数或预期生命年数乘以这段时间内的健康效用值（权重值）**。

23. 成本-效用分析不仅关注药物治疗的直接效果，同时关注药物治疗对患者生活质量所产生的间接影响，着重于分析**医疗成本与患者生活质量提升**的关系。

24. 药物基因组学是以**药物效应及安全性**为目标，研究各种基因突变与药效及安全性的关系。

25. 循证医学评价是针对某一具体问题，按照规定的方法对现有的相关信息证据进行**收集归类分析**,并形成一个系统的评价结果的过程。

26. 临床证据主要来自大样本的随机对照临床试验(RCT)和**系统性评价**或荟萃分析。

历年考题

【A型题】1. 治疗药物评价的内容,一般不包括的项目是( )【2015年真题】

A. 有效性
B. 安全性
C. 经济性
D. 依从性
E. 药品质量

【考点提示】D。治疗药物评价包括有效性、安全性、经济学评价、药品质量评价。

【A型题】2. 新药临床评价中Ⅱ期临床试验的对象主要病种试验例数至少选用( )【2014年真题】

A. 30例
B. 200例
C. 100例
D. 1000例
E. 2000例

【考点提示】C。Ⅱ期临床试验的对象多发病试验例数至少选用300例,其中主要病种不少于100例,要求多中心即在3个及3个以上医院进行。

【B型题】（3~4题共用选项）**【2015年真题】**

A. Ⅰ期临床试验　　　B. Ⅱ期临床试验
C. Ⅲ期临床试验　　　D. Ⅲ期临床试验
E. 临床前试验

3. 上市后药品临床再评价阶段是（　　）
4. 观察人体对新药的耐受程度和药动学评价阶段是（　　）

【考点提示】 D、A。①Ⅰ期临床试验：初步的临床药理学及人体安全性评价试验阶段。观察人体对于新药的耐受程度和药动学，为制订给药方案提供依据。试验对象主要为健康志愿者，试验样本数一般为20~30例。②Ⅱ期临床试验：治疗作用的初步评价阶段。初步评价药物对目标适应证患者的治疗作用和安全性，为Ⅲ期临床试验研究的设计和给药剂量方案的确定提供依据。试验对象为目标适应证患者，试验样本数多发病不少于300例，其中主要病种不少于100例，要求多中心即在3个及3个以上医院进行。③Ⅲ期临床试验：新药得到批准试生产后进行的扩大的临床试验阶段。进一步验证药物对目标适应证患者的治疗作用和安全性，评价利益与风险关系，最终为药物注册申请获得批准提供充分的依据。④Ⅳ期临床试验：上市后药品临床再评价阶段。试验样本数常见病不少于2000例。考察药品在广泛使用条件下的疗效和不良反应。

【B 型题】（5~6 题共用选项）【2014 年真题】

A. 医疗费用
B. 伤病期间造成的工资损失
C. 精神上的痛苦
D. 疾病引起的疼痛
E. 生活的不便

5. 属于药物经济学中所讲的直接成本的是（　　）
6. 属于药物经济学中所讲的间接成本的是（　　）

【考点提示】A、B。直接成本是指用于药物治疗或其他治疗所花费的代价或资源的消耗，由两部分组成，一是直接医疗费用，包括提供的药品与服务、医师的诊断和治疗、护理、检验、住院等消耗的一切费用；二是非医疗费用，包括家属陪护、食宿和交通等费用。间接成本是指由于伤病或死亡所造成的工资损失，包括休学、休工、过早死亡所造成的工资损失等。

【X 型题】7. 药物经济学研究可用于（　　）【2014 年真题】

A. 指导新药研究生产
B. 指导新药质量标准制定

C. 制定医院用药目录

D. 指导制定医院制剂质量标准

E. 制定国家基本医疗保险药品目录

【考点提示】ACE 药物经济学研究的实践:指导新药研究生产、有利于制订《国家基本医疗保险药品目录》、有利于医院制订用药目录。

第六章 药物治疗基础知识

第一节 药物治疗方案制订的一般原则

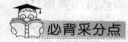
必背采分点

1. 合理的药物治疗方案可以使患者获得**有效、安全、经济、规范**的药物治疗。

2. 药物在发挥治疗作用的同时,可对机体产生不同程度的损害或改变病原体对药物的敏感性,甚至产生**药源性疾病**。

3. 保证患者的用药安全是**药物治疗**的前提。

4. 产生药物治疗安全性问题的原因主要有三点:**药物本身固有的药理学特性**、药品质量问题和药物的不合理应用。

5. 药物治疗的有效性是选择药物的首要标准,应考虑如下因素。①只有利大于弊,药物治疗的有效性才有实际意义。②药物方面因素:药物的生物学特性、药物的理化性质、剂型、给药途径、药物之间的相互作用等因素均会影响药物治疗的有效性。③机体方面因素：患者年龄、体重、性别、精神因素、病理状态、时间因素等对药物治疗效果均可产生重要影响。④<u>药物治疗的依从性</u>。

6. 药物治疗的<u>经济性</u>是要以最低的药物成本，实现最好的治疗效果。

7. 为提高药物治疗的经济性，需从以下几方面采取行动：控制药物需求的不合理增长；控制有限药物资源的不合理配置；控制被经济利益驱动的<u>过度药物治疗</u>。

8. 制定药物治疗方案应考虑以下几个方面。①为药物治疗创造条件：改善环境，改善生活方式。②确定治疗目的，选择合适的药物以消除疾病、去除诱因、预防发病、控制症状、治疗并发症、为其他治疗创造条件或增加其他疗法的疗效。③选择合适的用药时机，强调早治疗。④<u>选择合适的剂型和给药方案</u>。⑤选择合理配伍用药。⑥确定合适的疗程。⑦药物与非药物疗法的结合。

第二节　药物治疗方案制订的基本过程

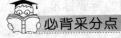

1. 自我药疗是指在没有医师或其他医务工作者的指

导下，患者恰当地应用**非处方药**来缓解轻度、短期的症状及不适，或治疗轻微的疾病。

2. 治疗药物选择的原则是药物的安全性、有效性、经济性，也要考虑**给药的方便性**。

3. **用药安全**是药物治疗的前提。

4. **有效性**是选择药物的首要标准。

5. **经济性**方面应考虑治疗总成本，而不是单一的药费。

6. 给药方便性可能影响患者对治疗的**依从性**。

7. 制定给药方案时，首先要明确**目标血药浓度范围**。

8. 半衰期在 30 分钟至 8 小时，主要考虑**治疗指数和用药的方便性**。

9. 调整给药方案的途径包括改变每日剂量、**改变给药间隔**或两者同时改变。

10. **每日剂量**决定药时曲线水平位置的高低。

11. **给药间隔**影响药时曲线上下波动的程度。

12. 半衰期小于 30 分钟，维持药物有效治疗浓度有较大困难。治疗指数低的药物一般要**静脉滴注**给药。

13. 半衰期在 8~24 小时，**每个半衰期**给药 1 次，如果需要立即达到稳态，可首剂加倍。

14. 半衰期大于 24 小时，**每天**给药 1 次较为方便，可提高患者对医嘱的依从性。如果需要立即达到治疗浓度，可首剂加倍。

15. 通过调整**给药剂量或给药间隔时间**，达到所需平均稳态血药浓度。

16. 根据 TDM 结果调整给药方案包括稳态一点法、一点法和重复一点法、**PK/PD 参数法**、Bayesian 反馈法等。

第七章 常用医学检查指标的解读

第一节 血常规检查

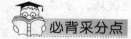

必背采分点

1. **医学检查指标**为诊断疾病的重要依据,亦是疾病治疗中需要监控的指标。

2. 血液是在中枢神经的调节下由循环系统流经全身各器官的红色黏稠液体,其在血管内流动,具有输送**营养、氧气、抗体**、激素和排泄废物及调节水分、体温、渗透压、酸碱度等功能。

3. 一般成人的血液占体重的8%~9%,总量为**5000~6000mL**,血液的pH值为7.35~7.45,比重为1.05~1.06。

4. 血液中的成分可分为**血浆(无形成分)和细胞(有形成分)**两大部分。

5. 血浆为去细胞后的液体部分,占血液总量的**55%~60%**。

6. 血液检查的内容通常包括<u>**红细胞、白细胞、血红蛋白及血小板**</u>等参数的检查。

7. <u>**红细胞**</u>是血液中数量最多的有形成分,在正常情况下几乎占血容量的1/2。

8. 红细胞为双凹圆盘形,其主要生理功能是作为**呼吸载体**。

9. 红细胞在<u>**骨髓内**</u>生成,释放入血后寿命为120天左右,衰老的红细胞在单核吞噬系统破坏,分解为铁、球蛋白和胆色素。

10. 新生儿红细胞和血红蛋白均**高于**成人。

11. 当气压低时,因缺氧刺激,红细胞**代偿性增生**。

12. 血红蛋白又称<u>**血色素**</u>,是红细胞的主要组成部分,由珠蛋白和亚血红素组成。

13. 在正常情况下,血中血红蛋白的成分主要为<u>**氧合血红蛋白和还原血红蛋白**</u>。

14. 血红蛋白在体内的作用主要为运输氧和二氧化碳,携带氧的血红蛋白称为氧合血红蛋白,携带二氧化碳的称为<u>**还原血红蛋白**</u>。

15. 血红蛋白增减的临床意义基本上与红细胞增减的意义相同,但血红蛋白能更好地反映<u>**贫血的程度**</u>。

16. 白细胞是血液中有形成分的重要组成部分,呈球形的无色有核细胞,是机体抵御**病原微生物**等异物入侵的重要防线。

17. 正常的外周血液中常见的白细胞有中性粒细胞、**嗜酸性粒细胞**、嗜碱性粒细胞、淋巴细胞和单核细胞。

18. 新生儿白细胞较高,通常 3~4 天后降至 $10 \times 10^9/L$ 左右,约保持 **3 个月**。

19. 初生儿外周血白细胞主要为**中性粒细胞**,到第 6~9 天下降至与淋巴细胞大致相等,以后淋巴细胞逐渐增加,整个婴儿期淋巴细胞均较高,可达 70%。

20. 由于**中性粒细胞**在白细胞所占百分率高(50%~70%),因此它的数值增减是影响白细胞总数的关键。

21. 粒细胞根据颗粒被瑞士染料染色的特点分为**中性、嗜酸性、嗜碱性**三种。

22. 无粒包括**单核细胞、淋巴细胞**。

23. 中性粒细胞为血液中的主要**吞噬细胞**,在白细胞中占的比例最高,在急性感染中起重要作用,具有吞噬和杀灭病毒、疟原虫、隐球菌、结核分枝杆菌等的作用。

24. 嗜酸性粒细胞具有变形运动和吞噬功能,可吞噬**抗原抗体复合物或细菌**。

25. 嗜酸性粒细胞可释放**组胺酶**,抑制嗜碱性粒细胞及肥大细胞中活性物质的合成与释放,或灭活上述

26. 淋巴细胞在**免疫过程**中具有重要作用。

27. 血小板计数是指由骨髓巨核细胞产生的血小板数，每个巨核细胞可以产生 2000～3000 个血小板，生存期为**8～11 天**。

28. 血小板具有**黏附、聚集、释放**等多种功能。

29. 正常人每天血小板计数有 6%～10% 的波动，一般**晨间**较低，午后略高。

30. 正常人血小板计数**春季**较低，冬季略高。

31. 新生儿较婴儿低，出生 **3 个月后**才达到成人水平。

32. 剧烈活动和饱餐后血小板**升高**。

33. 红细胞沉降率也称**血沉**，是指红细胞在一定的条件下在单位时间内的沉降距离。

34. 红细胞的密度**大于**血浆密度，在地心引力的作用下产生自然向下的沉降力。

35. 恶性肿瘤迅速增长时血沉**增快**，而良性肿瘤时血沉多正常。

36. 贫血的血沉增快与贫血程度相关，贫血越严重，**血沉增快越明显**。

常用医学检查指标的解读 第七章

历年考题

【A型题】1. 不会引起嗜酸性粒细胞计数升高的疾病是（　　）【2014年真题】

A. 荨麻疹　　　　　　B. 药物性皮疹

C. 支气管哮喘　　　　D. 严重烧伤

E. 湿疹

【考点提示】D。嗜酸性粒细胞增多：①过敏性疾病：支气管哮喘、荨麻疹、药物性皮疹、血管神经性水肿、食物过敏、热带嗜酸性粒细胞增多症、血清病、过敏性肺炎等。②皮肤病与寄生虫病：牛皮癣、湿疹、天疱疮、疱疹样皮炎、真菌性皮肤病、肺吸虫病、钩虫病、包囊虫病、血吸虫病、丝虫病、绦虫病等。③血液病：慢性粒细胞性白血病、嗜酸性粒细胞性白血病等。④药物应用：头孢拉定、头孢氨苄、头孢呋辛、头孢哌酮等抗生素等。⑤恶性肿瘤：某些上皮系肿瘤如肺癌等。⑥传染病猩红热。⑦其他风湿性疾病、肾上腺皮质功能减低症等。

【B型题】（2~3题共用选项）【2015年真题】

A. 红细胞/血红蛋白减少　　B. 中性粒细胞增多

C. 嗜酸性粒细胞增多　　　　D. 血小板增多

E. 嗜碱性粒细胞减少

2. 细菌感染患者可出现（　　）
3. 过敏性疾病患者可出现（　　）

【考点提示】B、C。中性粒细胞增加：由于中性粒细胞在白细胞所占百分率高（50%~70%），因此它的数值增减是影响白细胞总数的关键。①急性感染和化脓性炎症：为中性粒细胞增多最常见的原因，尤其是各种球菌感染最为明显。病毒及立克次体增多程度则与病原种类、感染部位和程度、年龄和机体反应性有关。②中毒：代谢性中毒如尿毒症、糖尿病酮症酸中毒；急性化学药物中毒如汞中毒、铅中毒等。③急性大出血。④白血病、骨髓增殖性疾病及恶性肿瘤等。⑤严重的组织损伤及大量红细胞破坏：严重外伤、大手术、大面积烧伤、心肌梗死及严重的血管内溶血后。

【X型题】4. 血液循环中的白细胞包括（　　）
【2014年真题】

A. 中性粒细胞　　　B. 嗜酸性粒细胞
C. 嗜碱性粒细胞　　D. 单核细胞
E. 淋巴细胞

【考点提示】ABCDE。白细胞是个大家族，正常血液中白细胞以细胞质内有无颗粒而分为有粒和无粒两大类，前者粒细胞根据颗粒的嗜好性分为中性、嗜酸性、嗜碱性三种;后者包括单核细胞、淋巴细胞,每类细胞的形态、功能、性质各异。

第二节 尿常规检查

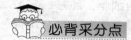

1. 尿液是人体泌尿系统排出的代谢废物,正常人每日排出尿液**1000~3000mL**;儿童每小时3~4mL/kg。

2. 尿量的多少主要取决于**肾小球滤过率和肾小管的重吸收**,正常人的尿量变化幅度较大,可能与饮水量和排汗量有关。

3. 正常尿液常为黄色或淡黄色,清澈透明,新鲜尿液呈**弱酸性**。

4. 尿液酸碱度反映了肾脏维持血浆和细胞外液正常氢离子浓度的能力,人体代谢活动所产生的非挥发性酸,主要以钠盐形式由肾小球排出;而**碳酸氢盐**则被重吸收。

5. 肾小球滤过率及肾血流量可影响**尿液酸碱度**。

6. 尿比重系指在**4℃**时尿液与同体积纯水的重量之比。

7. 蛋白尿大体上可分为**功能性蛋白尿和病理性蛋**

<u>白尿</u>。

8. 功能性蛋白尿又称为**生理性蛋白尿**,多见于体位性蛋白尿(直立时出现蛋白尿)、剧烈运动、高热、严寒、精神过度紧张的情况下,常见于青少年。或妊娠期妇女也会有轻微蛋白尿。

9. 正常成人的尿液中可有少数白细胞,超过一定数量时则为异常,尿中白细胞多为炎症感染时出现的中性粒细胞,已发生退行性改变,又称为**脓细胞**。

10. 尿沉渣管型是尿液中的蛋白在肾小管内聚集而成,尿液中出现管型是**肾实质性病变**的证据。

11. 尿沉渣结晶的无机沉渣物主要为结晶体,多来自**食物和盐**类代谢的结果。

12. 正常人尿沉渣中的**磷酸盐、尿酸盐、草酸盐**最为常见,一般临床意义不大。而有些结晶具有重要的临床意义。

13. 磷酸盐结晶常见于**pH 碱性**的感染尿液。

14. 尿酸盐结晶常见于**痛风**。

15. 酪氨酸和亮氨酸结晶常见于有**严重肝病**的患者尿液中。

16. 尿液中排出的糖,主要为**葡萄糖**。

17. 正常人 24 小时尿液中含糖量甚少,用一般检测方法呈**阴性反应**。

18. 假性糖尿是指尿液中含有还原性物质引起尿糖定性出现**阳性反应**。

19. 胆红素是血红蛋白的降解产物，在正常尿液中不含有胆红素，尿胆红素的检出是显示肝细胞损伤和**鉴别黄疸**的重要指标，对诊断和预后有重要意义。

20. 尿尿酸是检测尿液中的尿酸含量，尿酸为体内嘌呤类代谢分解产物，人体尿酸来自体内细胞核蛋白分解代谢（内源性占80%）和食物的分解代谢（外源性占20%）过程，尿酸具有酸性，以**钾、钠盐**的形式从尿液中排出。

历年考题

【A型题】1. 用后容易引起结晶尿，药师在指导用药时应告知患者多饮水的药物是（　　）【2015年真题】

A. 红霉素　　　　　　B. 头孢呋辛

C. 磺胺甲噁唑　　　　D. 阿奇霉素

E. 阿莫西林

【考点提示】C。服用磺胺药、氨苄西林、巯嘌呤、扑米酮等药，可出现结晶尿。

【A型题】2. 患者，男，体检发现血清尿素氮升高，血肌酐升高，其他生化指标正常，该患者最有可能患有

( )【2015 年真题】

A. 心脏疾病
B. 肝脏疾病
C. 肾脏疾病
D. 血液疾病
E. 感染性疾病

【考点提示】C。血肌酐和尿素氮同时测定更有意义，如两者同时增高，提示肾功能已经受到严重的损害。

第三节 粪常规检查

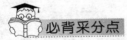

1. 人每日有**500~1000mL**食糜残渣进入结肠，其中含水分3/4，剩余的1/4为固体成分，水分和电解质大部分在结肠上半段吸收。

2. 肉食者粪便为**黑褐色**。

3. 食用黑芝麻者粪便为**无光泽的黑色**。

4. 口服药用炭、铋制剂、铁制剂、中草药者粪便可呈**无光泽的灰黑色**。

5. 服用大黄、番泻叶等中药者粪便呈**黄色**。

6. 服用硫酸钡粪便呈**白片土状或白色**。

7. 氢氧化铝制剂粪便为**灰白色或白色斑点**。

8. 水杨酸钠可使粪便变成**红至黑色**。

常用医学检查指标的解读 第七章

9. 利福平可使粪便变成**橘红至红色**。

10. 抗凝血药华法林可使粪便**变红或黑色**。

11. 乳凝块便为**脂肪或酪蛋白**消化不良的表现,常见于儿童消化不良。

12. 柏油样黑便,并有光泽,为**上消化道出血**(>50mL)后,红细胞被消化液消化所致。

13. 白陶土样便是由于**胆汁**减少或缺乏,使粪胆素减少或缺乏,见于各种病因的阻塞性黄疸。

14. 细条便为直肠狭窄的表现,主要见于**直肠癌**。

15. 一般情况下,粪便中无可见红细胞,粪隐血结果通常为**阴性**。

16. 消化道肿瘤胃癌、结肠癌患者的隐血阳性率可达**87%~95%**,出血量小,但呈持续性。

17. 在溶血性黄疸时粪胆原明显**增加**;也可见于阵发性睡眠性血红蛋白尿症。

第四节 肝功能检查

必背采分点

1. 游离胆红素在血液中与清蛋白形成的不能透过各种生物膜的复合体称为**非结合胆红素**。

2. **天门冬氨酸氨基转移酶**同样是体内最重要的氨基转移酶之一，催化 L-天门冬氨酸与 α-酮戊二酸间氨基转移反应，旧称谷草转氨酶。

3. 心肌梗死：心梗时 AST 活力**最高**，在发病 6~8 小时后 AST 开始上升，18~24 小时后达高峰。但单纯心绞痛时，AST 正常。

4. **γ-谷氨酰转移酶（GGT）** 旧称 γ-谷氨酰转肽酶，是将谷胱甘肽上 γ-谷氨酰基转移至另一个肽或氨基酸上的酶。

5. γ-谷氨酰转移酶主要存在于血清及除肌肉外的所有组织中，如肾、胰、肝、大肠、心肌组织中，其中以**肾脏**最高。

6. 肝胆疾病：肝内或肝后胆管梗阻者血清 GGT 上升最高，可达正常水平的**5~30 倍**。

7. 原发性肝癌时，血清 GGT 活性显著升高，特别在判断恶性肿瘤患者有无肝转移和肝癌术后有无复发时，阳性率可达**90%**。

8. 血清总蛋白为**白蛋白和球蛋白**之和，白蛋白由肝脏细胞合成。

9. 白蛋白浓度增高见于严重失水所致**血浆浓缩**。

10. 球蛋白是多种蛋白质的混合物，增高主要以**γ-球蛋白增高**为主。

11. A/G 比值<u>小于 1</u>，提示有慢性肝炎、肝硬化、肝实质性损害、肾病综合征。

12. 大部分胆红素是由衰老红细胞在肝脏、脾脏及骨髓的单核-吞噬细胞系统中破坏、降解产生，该部分占人体胆红素总量的 **80%~85%**。

13. 结合胆红素可<u>自由通过</u>细胞膜。

14. 血清中胆红素与偶氮染料发生重氮反应有快相和慢相两期，发生快相反应的为可溶性结合胆红素，通常在 <u>1 分钟</u>内测得。

15. 根据<u>总胆红素</u>值判定有无黄疸、黄疸发生程度及演变过程。

历年考题

【A 型题】1. 丙氨酸氨基转移酶（ALT）活力与肝细胞受损程度的关系是（　　）【2014 年真题】

A. 呈正相关　　　　　B. 呈负相关

C. 不呈比例　　　　　D. 关联性不大

E. 无关联性

【考点提示】A。丙氨酸氨基转移酶（ALT，GPT）是一组催化氨基酸与 α-酮酸间氨基转移反应的酶类，旧称谷丙转氨酶（GPT），主要存在于肝，其次是肾、心肌、骨骼肌、胰腺、脾、肺、红细胞等组织细胞中，同时也存在于正常体液如血浆、胆汁、脑脊液、唾液中。当富含ALT的组织细胞受损时,ALT从细胞释放增加,进入血液后导致ALT活力上升,其增高的程度与肝细胞被破坏的程度呈正比。

【B型题】(2~5题共用选项)【2014年真题】
    A. CYP3A4抑制剂   B. CYP3A4诱导剂
    C. CYP2C19底物药物 D. CYP1A2底物药物
    E. CYP2D6抑制剂
2. 茶碱属于(   )
3. 红霉素属于(   )
4. 利福平属于(   )
5. 奥美拉唑属于(   )

【考点提示】D、A、B、C。常见肝酶的抑制剂、诱导剂和主要被其代谢的药品表。

第五节　肾功能检查

1. 血清尿素氮是人体蛋白质的代谢产物。体内尿素氮**90%以上**经肾小球滤过而随尿液排出体外。

2. 尿素氮测定不能作为肾病早期肾功能的测定指标，但对肾衰竭，尤其是**氮质血症**的诊断有特殊的价值。

3. 外源性肌酐是**肉类食物在体内代谢后**的产物，内源性肌酐是体内肌肉组织代谢的产物。

4. 在外源性肌酐摄入量稳定，体内肌酐生成量恒定的情况下，其浓度取决于**肾小球滤过功能**。

5. 血肌酐浓度可在一定程度上准确反映**肾小球滤过功能**的损害程度。

6. 当疾病造成肾小球滤过功能减退时，由于肾的储备力和代偿力还很强，所以，在早期或轻度损害时，血肌酐浓度可以表现为正常，仅当肾小球滤过功能下降到正常人的**30%~50%**时，血肌酐数值才明显上升。

7. 血清尿素氮成人**3.2~7.1mmol/L**。

8. 血清尿素氮婴儿、儿童**1.8~6.5mmol/L**。

9. 泌尿道结石、肿瘤、前列腺增生症、前列腺疾病使尿路梗阻等引起尿量显著减少或尿闭时，也可造成血清尿素氮检测值**增高**（肾后性氮质血症）。

10. 人体肾功能正常时，肌酐排出率恒定，当肾实质受到损害时，肾小球的滤过率就会降低。当滤过率降低到一定程度后，血肌酐浓度就会**急剧上升**。

11. 血肌酐：酶法 成年男性：**59~104μmol/L**。

12. 血肌酐：酶法_成年女性：**45～84μmol/L**。

13. 血肌酐：酶法_儿童：0～7天：**53～97μmol/L**。

14. 血肌酐：酶法_儿童：1周～1月：**27～62μmol/L**。

15. 血肌酐：酶法_儿童：1月～1岁：**18～35μmol/L**。

16. 血肌酐：酶法_儿童：1岁～16岁：**18～62μmol/L**。

17. 血肌酐和尿素氮同时测定更有意义，如两者同时增高，提示**肾功能已受到严重的损害**。

第六节 其他常用血生化检查

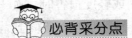

1. 淀粉酶在体内的主要作用是**水解淀粉**，生成葡萄糖、麦芽糖、寡糖和糊精。

2. 血清淀粉酶主要来自**胰腺和唾液腺**，分子量较小，可从肾小管滤过直接排出。

3. 血清淀粉酶活性测定主要用于**急性胰腺炎**的诊断。

4. 急性胰腺炎发病后2～12小时，血清淀粉酶开始升高，**12～72小时**达到高峰，3～4天恢复正常。

5. 淀粉酶**降低**可见于肝癌、肝硬化、糖尿病等。

6. 肌酸激酶（CK）是人体能量代谢过程中的重要

酶类，在体内主要存在于骨骼肌、脑和心肌组织中，为诊断**骨骼肌和心肌**疾病敏感的指标，其增高与骨骼肌、心肌受损的程度基本一致。

7. 各种肌肉疾病如进行性肌肉营养不良发作期、各种肌肉损伤、挤压综合征、多发性肌炎、手术后、剧烈运动等磷酸激酶也可**增高**。

8. 脑梗死、急性脑外伤、酒精中毒、惊厥、癫痫、甲状腺功能减退出现黏液性水肿时肌酸激酶也**增高**。

9. CK-MB 升高为**急性心肌梗死**的重要指标。

10. CK-BB 升高是**脑部疾患**的重要指标。

11. CK-MM 是**骨骼肌损伤**所致。

12. **尿酸**为体内核酸中嘌呤代谢的终末产物，主要由肾小球滤过和肾小管排泌，但大部分被肾小管重吸收，仅排出滤过量的8%。

13. 血糖也称随机血糖，是指血液中**葡萄糖的浓度**，来源是食物中的淀粉、肌内肌糖原、牛奶乳糖、蔗糖和麦芽糖等，经消化吸收而生成葡萄糖。

14. 大部分血糖储存于**肝脏和肌肉**内，供应生命活动的能量。

15. 胰岛素分泌不足导致**糖尿病时，血糖增高**。

16. 糖化血红蛋白**增高**见于糖尿病、高血糖。

17. 糖化血红蛋白**降低**见于贫血、红细胞更新率增加等。

18. 人体胆固醇的来源有两种，一种是从食物中获取，一种是机体以**乙酰辅酶 A** 为原料自身合成的。

19. 胆固醇的合成具有**昼夜节律**变化，此外，胆固醇的水平易受饮食、年龄、性别等多种因素的影响。

20. 三酰甘油（甘油三酯）是人体贮存能量的形式，主要来源于**食物**。

21. 在正常情况下，人的三酰甘油水平保持在正常值范围内，伴随年龄的增长而逐渐**增高**。

22. 生理性：长期饥饿或食用高脂肪食品等也可造成三酰甘油**升高**。

23. 大量饮酒可使三酰甘油出现**假性升高**。

24. 用药：应用雌激素、避孕药可出现三酰甘油**升高**。

25. 低密度脂蛋白胆固醇增高：主要是**胆固醇增高，可伴有 TG 增高**，临床表现为Ⅱa 型或Ⅱb 型高脂蛋白血症，常见于高胆固醇饮食、甲状腺功能减退症、肾病综合征、慢性肾衰竭、肝脏疾病、糖尿病、血卟啉症、妊娠等。

26. 低密度脂蛋白胆固醇**降低：**见于营养不良、慢性贫血、肠吸收不良、骨髓瘤、严重肝脏疾病、甲状腺功能亢进、急性心肌梗死等。

27. 高密度脂蛋白胆固醇，主要在肝脏合成，是一种抗动脉粥样硬化的脂蛋白，可将胆固醇从**肝外组织转运到肝脏**进行代谢，由胆汁排出体外。

28. 据报道，在口服抗凝剂的过程中，维持凝血酶原时间在正常对照值的**1~2**倍最为适宜。

29. **凝血酶原时间**是监测口服抗凝剂（例如华法林）应用是否安全有效的常用指标。

30. 目前国际标准化比值（INR）测定主要用于**维生素K拮抗剂（如华法林）**抗凝效果的监测。

31. 国人用华法林进行抗凝治疗时，INR 的安全有效范围通常为**2.0~3.0**。

32. INR 最高警戒点为 3.0，超过 3.0 时出血的发生率增加，**小于1.5**时则血栓的发生率增加。

33. 我国华法林的起始剂量一般从每日 3mg 开始，**用药前**必须测定基线 INR，用药的第一和第二天可以不测定 INR，第三天必须测定 INR，根据 INR 值确定下次服用的华法林剂量。

历年考题

【A型题】1. 成年人空腹血糖的正常值范围是（　）【2014年真题】

A. 3.9~7.2mmol/L（70~130mg/dL）

B. 3.9~8.3mmol/L（70~150mg/dL）

C. 3.9~7.0mmol/L（70~126mg/dL）

D. 3.5~5.5mmol/L（60~100mg/dL）

E. 3.9~6.1mmol/L（70~110mg/dL）

【考点提示】E。空腹血糖：成人3.9~6.1mmol/L（70~110mg/dL），儿童3.3~5.5mmol/L（60~100mg/dL），餐后2小时血糖：<7.8mmol/L（140mg/dL）。

【A型题】2. 成年人低密度脂蛋白胆固醇的正常值范围是（ ）【2014年真题】

A. 0.56~1.70mmol/L　　B. 1.2~1.65mmol/L

C. 2.1~3.1mmol/L　　　D. 3.1~5.7mmol/L

E. 3.3~5.5mmol/L

【考点提示】C。

第七节　乙型肝炎血清免疫学检查

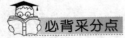

1. 乙型肝炎病毒表面抗原（HBsAg）俗称"**澳抗**"，为乙型肝炎病毒（HBV）表面的一种糖蛋白，是乙型肝炎病毒感染最早期（1~2个月）血清里出现的一种特异

性血清标记物，可维持数周至数年，甚至终生。

2. **乙型肝炎病毒 e 抗原**是 HBV 复制的指标之一，位于 HBV 病毒颗粒的核心部分。

3. 乙型肝炎加重之前，HBeAg 即有**升高**，有助于预测肝炎病情。

4. 抗 HBc – IgM 作为**急性 HBV 感染**的指标。

5. 如在乙型肝炎者血液中检出乙型肝炎病毒表面抗原、e 抗原、核心抗体同为阳性，在临床上称为"**大三阳**"。

6. 在其血液中检测出乙型肝炎病毒表面抗原、e 抗体、核心抗体同为阳性，在临床上称为"**小三阳**"。

7. "**大三阳**"说明 HBV 在人体内复制活跃，带有传染性，如同时见 AST 及 ALT 升高，为最具有传染性的一类肝炎，应尽快隔离。

8. "**小三阳**"说明 HBV 在人体内复制减少，传染性小，如肝功能正常，又无症状，称为乙型肝炎病毒无症状携带者，传染性小，不需要隔离。

9. 慢性 HBsAg 携带者，即肝功能已恢复正常而 HBsAg 尚未转阴，或 HBsAg 阳性持续 6 个月以上，而患者既无乙肝症状也无 ALT 异常，即所谓**HBsAg 携带者**。

10. 大多数 HBsAg 的消失和 HBsAb 的出现，意味着

HBV 感染的恢复期和人体产生了免疫力。

11. 在 HBeAg 和抗-HBs 阴性时,如能检出抗-HBe 和抗-HBc,也能确诊为**近期感染乙型肝炎**。

12. 抗 HBc-IgM 阳性是诊断**急性乙型肝炎和判断病毒复制活跃**的指标,提示患者血液有较强的传染性,比 HBeAg 敏感得多,抗 HBc-IgM 阳性尚可见于慢性活动性乙型肝炎患者。

历年考题

【A 型题】1. 接种乙肝疫苗后,血清免疫学检查可呈阳性反应的指标是(　　)【2015 年真题】

　　A. 乙型肝炎病毒表面抗原

　　B. 乙型肝炎病毒表面抗体

　　C. 乙型肝炎病毒 e 抗原

　　D. 乙型肝炎病毒 e 抗体

　　E. 乙型肝炎病毒核心抗体

【考点提示】B。阳性见于:乙型肝炎恢复期,或既往曾感染过 HBV,现已恢复,且对 HBV 具有一定的免疫力。接种乙肝疫苗所产生的效果。

【X 型题】2. 临床上选用的抗乙型病毒性肝炎药物有(　　)【2015 年真题】

A. 拉米夫定　　　　　B. α-干扰素
C. 阿德福韦酯　　　　D. 阿昔洛韦
E. 恩替卡韦

【考点提示】 ABCE。干扰素（普通干扰素、长效干扰素）、核苷（酸）类似物这类药物的优点是：三性"有效性、易行性、安全性"，但是也有疗程不固定、易发生病毒耐药、停药后易复发等缺点。包括拉米夫定、阿德福韦酯、替比夫定、恩替卡韦、替诺福韦酯、克拉夫定等。

第八章 常见病症的自我药疗

第一节 发 热

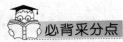
必背采分点

1. 正常人的体温在37℃（华氏98.6）左右，但各个部位的温度不尽相同，其中以**内脏**温度最高。

2. 皮肤和四肢末端的温度**最低**。

3. 体温在一日内也会发生一定的波动，如一般在清晨2~6时体温最低，7~9时逐渐上升，下午**4~7时**最高，继而下降，昼夜温差不会超过1℃。

4. 体温在性别、年龄方面也略有不同，如女性略**高于男性**。

5. 当直肠温度超过37.6℃、口腔温度超过**37.3℃**、腋下温度超过37.0℃，昼夜间波动超过1℃时即为发热。

6. 按体温状况，发热分为：低热：**37.4℃~38℃**；中等度热：38.1℃~39℃；高热：39.1℃~41℃；超高

热：41℃以上。

7. 药物过敏也可能引起发热，一般则称为"**药物热**"，抗感染药物最常见。

8. 发热的主要表现是体温升高、脉搏加快，突发热常为**0.5~1天**，持续热为3~6天。

9. 儿童发热伴有咳嗽、流涕、眼结膜充血、麻疹黏膜斑及全身斑丘疹，可能是**麻疹**。

10. 儿童或青少年发热伴有耳垂为中心的腮腺肿大，多为**流行性腮腺炎**。

11. 发热可有间歇期，表现有间歇发作的寒战，高热，继之大汗，可能是化脓性感染或**疟疾**。

12. 持续高热，如24小时内波动持续在39℃~40℃，居高不下，伴随寒战、胸痛、咳嗽、咳铁锈痰，可能伴有**肺炎**。

13. 世界卫生组织建议，**两个月以内**的婴儿禁用任何退热药。

14. 对乙酰氨基酚成人一次0.3~0.6g，每隔4小时1次，或一日4次，一日量不宜超过**4g**。

15. 儿童病毒性感染所引起的发热使用阿司匹林退热，有可能引起**Reye's综合征**，应避免使用。

16. 为避免药物对胃肠道的刺激，多数解热镇痛药（肠溶制剂除外）宜在**餐后服药**。

17. 贝诺酯为对乙酰氨基酚与阿司匹林的酯化物，通过抑制前列腺素的合成而产生镇痛、抗炎和解热作用。对胃肠道的刺激性<u>小于</u>阿司匹林。疗效与阿司匹林相似，作用时间较阿司匹林及对乙酰氨基酚长。

历年考题

【A 型题】1. 儿童高热首选的药品是（　　）【2014 年真题】

A. 美洛昔康　　　　B. 尼美舒利
C. 对乙酰氨基酚　　D. 塞来昔布
E. 依托考昔

【考点提示】C。对乙酰氨基酚对中枢神经系统前列腺素合成的抑制作用比对外周前列腺素合成的抑制作用强，解热作用强，镇痛作用较弱，但作用缓和而持久，对胃肠道刺激小，正常剂量下较为安全有效，大剂量对肝脏有损害，可作为退热药的首选，尤其适宜老年人和儿童服用。

【X 型题】2.12 岁以下儿童，如患有感冒发烧，可选用的药物有（　　）【2015 年真题】

A. 对乙酰氨基酚　　　B. 布洛芬

C. 尼美舒利 D. 塞来昔布
E. 氯丙嗪

【考点提示】AB。对乙酰氨基酚作用见第1题。布洛芬具有解热镇痛抗炎作用,其镇痛作用较强,比阿司匹林强16~32倍;抗炎作用较弱,退热作用与阿司匹林相似但较持久。对胃肠道的不良反应较轻,易于耐受,为此类药物中对胃肠刺激性最低的。

第二节 疼 痛

 必背采分点

1. 世界卫生组织将疼痛确定为"**第五大生命体征**"。

2. 按疼痛程度,疼痛可分为**轻微疼痛、中度疼痛、重度疼痛**。

3. 根据头痛发生病因,将头痛分为三大类:**原发性头痛**、继发性头痛、颅神经痛、中枢性和原发性面痛以及其他颜面部结构病变所致头痛。

4. 三叉神经痛,年龄以**40~50**岁为多。患者出现一侧颜面部骤然发作性闪痛。自述似烧灼样疼痛,难以忍受。

5. 三叉神经痛治疗一般以**维生素 B_{12}** 肌注营养神经或手术切断神经等。

6. 坐骨神经痛是一种常见病。最常见的是**腰椎间盘突出症**。

7. 坐骨神经痛可用 **B 族维生素**、舒筋活血的中药及针灸、理疗等方法治疗,但是根本的办法还是治疗引起坐骨神经痛的原发病。

8. 肋间神经痛,可由肋骨骨折、胸椎转移性癌、**带状疱疹**等引起。

9. 颈肩痛是由颈椎骨、关节、韧带、肌肉、筋膜及肩关节软组织病变或内脏疾病引起的综合征,又称颈臂痛。表现为**局部疼痛**。

10. 腰椎骨质增生者疼痛症状为:劳累后、休息后或在早晨起床时,腰腿疼痛严重,而**适当的活动**可缓解其症状。

11. 腰椎管狭窄者疼痛症状多表现为患者出现**间歇性跛行**。

12. 腰椎间盘突出症者疼痛症状多为放射性,其常在咳嗽或排便时明显加剧,疼痛常伴有**麻木感**。

13. 常见的关节痛,凡风湿性的多呈游走性,有的有轻度红肿;如果治疗不及时,常常侵犯心脏,后期发展成**风湿性心脏病**。

14. 布洛芬具有消炎、镇痛作用。口服：成人一次200～400mg，每4～6小时一次，一日最大剂量**2.4g**，儿童一次5～10mg/kg。

15. 对紧张性头痛、长期精神比较紧张者、神经痛，推荐合并应用**谷维素**，口服：一次10～30mg，一日3次。

16. 由于平滑肌痉挛引起的腹痛可用**氢溴酸山莨菪碱**，可明显缓解子宫平滑肌痉挛而止痛。

17. 双氯芬酸钠缓释片口服，成人推荐剂量为一日一次，每次75mg；最大剂量为**150mg**，分两次服用或遵医嘱。

18. 塞来昔布治疗急性疼痛：推荐剂量为第1天首剂**400mg**。

19. 双氯芬酸钠缓释片须整片吞服，用液体送下，不可分割或咀嚼。宜与**食物**同服。

历年考题

【A型题】1. 关于非甾体抗炎药选药原则的说法，正确的是（　　）【2014年真题】

A. 解除平滑肌痉挛性疼痛可首选非甾体抗炎药

B. 非甾体抗炎药可替代抗感染治疗

C. 治疗未明原因的发热可立即应用非甾体抗炎药

D. 非甾体抗炎药可用于治疗骨关节炎

E. 非甾体抗炎药可用于创伤剧痛

【考点提示】 D。非甾体类抗炎药用于缓解各种软组织急性发作期风湿性疼痛，如肩痛、腱鞘炎、滑囊炎、肌痛等。急性的轻、中度疼痛，如手术后、创伤后、劳损后及运动后损伤性疼痛、牙痛、头痛等，以及肿瘤疼痛的初期效果较好，而对于平滑肌痉挛性疼痛、创伤剧痛、肿痛晚期剧烈疼痛等无效。本类药的抗炎作用适用于治疗风湿性、类风湿性疾病，某些药也用于治疗全身性红斑狼疮、骨关节炎、强直性脊柱炎及痛风和其他肺感染性慢性炎症。非甾体抗炎药不能单用，需要联合阿片类使用，降低阿片用量。

【B型题】（2~3题共用选项）**【2016年真题】**

A. 对乙酰氨基酚　　　　B. 氯苯那敏

C. 伪麻黄碱　　　　　　D. 布洛芬

E. 氨溴索

2. 从事驾车、高空作业的患者不宜服用的药物是（　　）

3. 服药期间饮酒，最容易出现肝损伤的药物是（　　）

【考点提示】 B、A。鉴于治疗感冒药的成分复杂，对服用含有抗过敏药制剂者，不宜从事驾车、高空作业或操作精密仪器等工作。药物性肝损伤可以出现各种肝脏疾病的表现,药物、宿主基因型和环境因素共同决定药物性肝损伤的发生,其中药物因素系直接毒性作用和代谢产物所致,常见药物包括非甾体类抗炎药、解热镇痛药对乙酰氨基酚、吡罗昔康、双氯芬酸、舒林酸。

【B型题】(4~5题共用选项)【2014年真题】

A. 卡马西平　　　　B. 利培酮
C. 氯苯那敏　　　　D. 吲哚美辛
E. 对乙酰氨基酚

4. 可引起嗜睡和反应力降低而影响驾驶安全的抗组胺药是(　　)

5. 可引起视物模糊、耳鸣、色视的非甾体抗炎药是(　　)

【考点提示】C、D。抗过敏药氯苯那敏可拮抗致敏物组胺。解热镇痛药布洛芬服后偶见有头晕、头昏、头痛,少数人可出现视力降低和辨色困难。另吲哚美辛可出现视力模糊、耳鸣、色视。

【X型题】6. 重复服用阿司匹林可能导致的后果有(　　)【2015年真题】

A. 出血　　　　　　B. 胃溃疡

C. 胃疼　　　　　　　D. 体温降低

E. 血尿酸升高

【考点提示】 ABCE。阿司匹林、对乙酰氨基酚、布洛芬均通过对环氧酶的抑制而减少前列腺素的合成，由此减轻组织充血、肿胀，降低神经痛觉的敏感性，具有中等程度的镇痛作用，对慢性钝痛如牙痛、头痛、神经痛、肌肉痛、关节痛等有较好的镇痛效果，而对创伤性剧痛和内脏平滑肌痉挛引起的绞痛几乎无效。但由于仅对疼痛的症状有缓解作用，不能解除疼痛的致病原因，也不能防止疾病的发展和预防并发症的发生，故不宜长期服用。另有消化道溃疡病史、支气管哮喘、心功能不全、高血压、血友病或其他出血性疾病、有骨髓功能减退病史的患者慎用。

第三节　视疲劳

必背采分点

1. 视疲劳又称眼疲劳，是指视物时出现视觉障碍，且有眼部紧张感及压迫感等不适，严重者可伴有头晕、头痛、胃肠功能障碍、健忘等全身症状的一组临床症候群。**视物时**症状加重是其显著的临床特征。

2. 局部使用**七叶洋地黄双苷**滴眼液改善睫状肌功能和增加睫状肌血流量改善眼的调节功能，减轻眼部不适。

3. 使用**人工泪液（玻璃酸钠滴眼液、羟甲基纤维素钠滴眼液、聚乙烯醇滴眼液等）**改善眼部干燥症状。

4. 使用抗胆碱能如山莨菪碱滴眼液能减轻眼部**平滑肌及血管痉挛**，改善局部微循环。

5. 尽量保持乐观放松的心情，适量**户外活动**有助于减轻视疲劳。

6. 视疲劳应避免"**三高**"（**高盐、高脂、高糖**）饮食。

7. 视疲劳的视觉障碍表现：**近距离**用眼时出现视力模糊，伴有复视，远视力尚正常或接近正常。

第四节 沙 眼

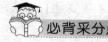
必背采分点

1. 沙眼是由**病原性沙眼衣原体**侵入结膜和角膜引起的慢性传染性眼病。

2. 沙眼一般起病**缓慢**，多为双眼发病。

3. 沙眼主要应用滴眼剂治疗，《国家非处方药目录》收录的治疗沙眼的制剂有磺胺醋酰钠、硫酸锌、酞丁安滴眼液和红霉素眼膏、**金霉素眼膏**。

4. 沙眼及眼部有感染者切勿**佩戴隐形眼镜**,否则会导致严重后果。

5. 金霉素眼膏不宜长期连续使用,使用**3~4日**症状未缓解时,应停药就医。

6. 禁用**可的松**眼药水治疗慢性沙眼,会加重病情;沙眼严重,有大量滤泡者应到医院行手术治疗,并同时配合药物治疗。

7. 发生沙眼时,在同一时期内,用药种类宜少,药物以**一种**为主。

8. 红霉素眼膏对**革兰阳性菌**有较强的抗菌活性,对革兰阴性菌、支原体、沙眼衣原体及军团菌也具有强大的抗菌作用。适用于沙眼、结膜炎、角膜炎。

历年考题

【B型题】(1~3题共用选项)【2014年真题】
A. 硫酸锌
B. 磺胺醋酰钠
C. 酞丁安
D. 可的松
E. 酮康唑

1. 在治疗沙眼的非处方药中,具有阻止细菌合成叶酸作用的药品是( )

2. 在治疗沙眼的非处方药中,具有沉淀蛋白质和收敛作用的药品是( )

3. 在治疗沙眼的非处方药中,具有较强抑制沙眼衣原体作用的药品是( )

【考点提示】B、A、C。磺胺醋酰钠滴眼液在结构上为一种类似对氨基苯甲酸(PA-BA)的物质并与其竞争,抑制二氢叶酸合成酶,阻止细菌合成叶酸,使细菌缺乏叶酸的合成而死亡。硫酸锌滴眼液在低浓度时呈收敛作用,锌离子能沉淀蛋白,可与眼球表面和坏死组织及分泌物中的蛋白质形成极薄的蛋白膜,起到保护作用,高浓度则有杀菌和凝固作用,有利于创面及溃疡的愈合。酞丁安滴眼液为抗菌药,对沙眼衣原体有强大的抑制作用,在沙眼包涵体尚未形成时,能阻止沙眼衣原体的繁殖和包涵体的形成,尤其对轻度沙眼疗效最好。

第五节 急性结膜炎

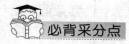
必背采分点

1. 急性结膜炎易在春、夏或秋季流行,传染性**极强**,由于细菌和病毒易于繁殖,通过与患眼接触的毛巾、玩具或公共浴池、游泳池而相互传染,也易在家庭、学校和公共场所流行。

2. 急性卡他性结膜炎发病急剧,常同时(或间隔1~2天)累及双眼,伴有大量的**黏液性分泌物**。

3. 流行性结膜炎为急性滤泡性结膜炎并发浅点状角膜炎,疾病早期常<u>一眼先发病</u>,数天后对侧眼也受累,但病情相对较轻。

4. 流行性出血性结膜炎为**暴发流行**,表现除与流行性结膜炎类似外,同时可有结膜下出血。

5. 春季卡他性结膜炎可应用**2%色甘酸钠滴眼液**。

6. 庆大霉素偶可致耳毒性,引起<u>**不可逆性听觉(耳蜗)和前庭**</u>功能受损,同时亦可出现肾毒性,发生率2%~10%,虽滴眼剂比注射剂发生率小,但对儿童、肾功能不全者不宜长期应用。

7. 早期结膜炎,可采用**热敷**的方法,以热毛巾或茶壶的热气熏蒸,一次10分钟,一日3次。

8. 对过敏性结膜炎宜用**冷毛巾湿敷**。

9. 流行性结膜炎流泪较多,伴有少量分泌物,分泌物最初为黏液性,后为**黏液脓化而呈脓性**,耳朵前淋巴结肿大。传染性强,发病急剧。

10. 过敏性结膜炎一般较轻,结膜可**充血和水肿**,瘙痒且伴有流泪,一般无分泌物或少有黏液性分泌物。

11. 春季卡他性结膜炎季节性强，多发生于春夏季节，可反复发作，以男性儿童及青年多见，双眼奇痒，睑结膜有粗大的乳头，角膜缘胶样增生，治疗以**抗过敏**为主。

12. 铜绿假单胞菌性结膜炎病情较严重，病变进展迅速，短期内可致角膜溃破、穿孔和失明，因此，必须及早治疗，常用**多黏菌素 B、磺苄西林滴眼液**。

13. 对真菌性角膜炎可选用两性霉素 B、克霉唑滴眼液。

14. 对急性卡他性结膜炎未彻底治愈而转成慢性结膜炎者，对由细菌（卡他球菌、大肠杆菌、变形杆菌）所致的结膜炎治疗以**抗菌**为主，应用诺氟沙星、左氧氟沙星滴眼液及四环素眼膏。

15. 由环境（灰尘、风沙、倒睫、屈光不正）刺激所致的非细菌性结膜炎治疗以对症为主，应用**0.5%硫酸锌滴眼液**。

16. 对流行性结膜炎局部给予抗病毒药，可选用**0.1%碘苷滴眼液**，一次 1~2 滴，每间隔 2 小时给予 1 次。

17. 对流行性出血性结膜炎应用抗病毒药，**0.1%羟苄唑、0.1%利巴韦林滴眼液**。

18. 春季卡他性结膜炎可应用**1%泼尼松滴眼液**。

第六节　上呼吸道感染与流行性感冒

必背采分点

1. 上呼吸道感染（简称上感）和流行性感冒（简称流感）在一年四季均可发病，尤以**冬、春**季较为多见。

2. 上感俗称伤风或急性鼻卡他，由多种病原体感染而致，其中**鼻病毒**常引起"鼻感冒"。

3. 腺病毒常引起"**夏感冒**"。

4. 埃可病毒和柯萨奇病毒常引起"**胃肠型感冒**"。

5. 感冒的传播途径有两种：直接接触传染；由感冒者的**呼吸道分泌物**而传染。

6. 流感系由**流感病毒（甲、乙、丙及变异型等）**引起的急性呼吸道传染病。

7. 流感主要通过**飞沫传播**，传染性强，传播迅速，极易造成大流行，在短时间内使很多人患病。流感潜伏期为数小时至4天，并发症比较多（如肺炎、心肌炎、心肌梗死、哮喘、中耳炎），老年人和体弱患者易并发肺炎。

8. 上感发病较急，初起时常有卡他症状，后期会出现全身症状。严重时可继发细菌感染,但普通感冒不会造成大的流行,并**少见并发症**。

9. 流感**单纯型**:全身酸痛、周身不适、食欲不振、乏力、高热、头痛、畏寒等;上呼吸道症状可能有流涕、鼻塞、喷嚏、咽痛、干咳、胸背痛和声音嘶哑等,典型病程约1周。

10. 流感**肺炎型**:在流行期间多见于小儿及老年体弱者,临床可见持续高热、呼吸困难、咳嗽、发绀及咯血等。肺部可听到湿性啰音。X线摄片显示两肺可有散在絮状影。

11. 流感**胃肠型**:除全身症状外,尚有恶心、呕吐、腹痛、腹泻等胃肠道症状,典型病程2~4天,可迅速康复。

12. 流感**神经型**:高热不退、头痛、谵妄以致昏迷。儿童可见抽搐及脑膜刺激征。

13. **病毒神经氨酸酶抑制剂**是一类全新作用机制的抗流感药。

14. 神经氨酸酶抑制剂宜及早用药,在流感症状初始**48小时内**使用较为有效。

15. 哮喘和慢性阻塞性肺病患者禁用**扎那米韦**。

16. 首先明确抗生素对导致感冒和流感的病毒均**无作用**。

17. 慢性阻塞性肺疾病和重症肺炎呼吸功能不全的

患者应慎用含有**可待因和右美沙芬**的感冒药物。

18. 患感冒的青光眼患者不建议使用**伪麻黄碱**作为局部用药。

19. 感冒一般为自限性,病程多在**1周**左右,无严重症状者可不用或少用药。注意休息,多饮白开水、橘汁水或热姜糖水。

20. 感冒药连续服用不得超过**7天**,服用剂量不能超过推荐的剂量。

21. 流感时,在发病**36小时或48小时**内尽早开始抗流感病毒药物治疗。

22. **流感疫苗**是其他方法不可替代的最有效预防流感及其并发症的手段。

23. 发热对孕妇和胎儿均有不利影响,可用**对乙酰氨基酚**退热。

历年考题

【B型题】(1~2题共用选项)【2014年真题】

A. 减轻鼻黏膜充血 B. 退热缓解疼痛

C. 对抗病毒复制 D. 改善体液循环

E. 减少打喷嚏或鼻溢液

1. 在抗感冒药中,含有伪麻黄碱成分复方制剂的应用目的是(　　)

2. 在抗感冒药中，含有氯苯那敏成分复方制剂的应用目的是(　　)

【考点提示】A、E。抗感冒药的组方原则：①鼻黏膜血管收缩药：减轻鼻窦、鼻腔黏膜血管充血，解除鼻塞症状，有助于保持咽鼓管和窦口通畅，例如伪麻黄碱。②抗过敏药：组胺拮抗剂可使下呼吸道的分泌物干燥和变稠，减少打喷嚏和鼻溢液，同时具有轻微的镇静作用，如氯苯那敏（扑尔敏）和苯海拉明等。

第七节　鼻　塞

1. **急性鼻炎**，即感冒，起病急骤，常伴有发热、全身疼痛等特点，一周内常自行缓解。

2. **慢性单纯性鼻炎**，鼻塞呈阵发性或交替性，日轻夜重，受体位影响，平卧时症状加重。

3. **慢性鼻窦炎**，伴有黄脓涕，可伴有头痛、记忆力下降等。在感冒后可出现持续不愈的流脓涕。

4. **过敏性鼻炎**，多伴有打喷嚏、流清涕、鼻痒、流泪。小儿易合并哮喘。可常年发作，也可季节性发作。

5. **慢性肥厚性鼻炎**，多为持续性鼻塞，对麻黄素不敏感。

6. **鼻窦肿瘤**，鼻塞多为进行性加重。单侧或双侧，如伴有鼻出血，要警惕恶性肿瘤。

7. **鼻塞和流涕**是过敏性鼻炎症状的代表性特征。

8. 预防和治疗常年性及季节性过敏性鼻炎的**糖皮质激素类药物**鼻喷雾剂，是目前治疗过敏性鼻炎、鼻息肉及其手术前后、慢性鼻炎等的有效方法。

9. 糖皮质激素鼻喷雾剂**不易引起药物依赖**，但并不能完全避免不良反应，其可能引起的不良反应包括鼻衄、鼻腔受刺激或灼痛、咽喉肿痛。

10. 用滴鼻药前要将鼻涕擤干净，擤鼻时要压住一侧鼻翼，将分泌物轻轻擤出来；不能捏住双侧鼻翼用力擤，这样容易将分泌物通过咽鼓管挤入中耳，引起**化脓性中耳炎**。

11. 鼻窦炎的急性期应尽早采用足量抗菌药控制感染，应用**青霉素、头孢菌素、林可霉素**等肌内注射或静脉注射，或应用罗红霉素、头孢菌素等口服，应根据病原菌选用。

12. 口服含伪麻黄碱制剂的老年患者和心脏病、高血压、甲状腺疾病、糖尿病、前列腺肥大、青光眼、抑郁症及哮喘等患者，以及 12 岁以下儿童在使用前应向医师咨询。

13. 使用鼻喷雾剂时患者采取**端坐位**，头稍后仰，喷头插入一侧鼻孔,不宜过深,以免损伤鼻黏膜,喷射方向为前后位,但宜稍偏向外侧壁。

历年考题

【A型题】用于缓解鼻塞的α-受体激动剂禁用的人群是( )【2014年真题】

A. 糖尿病者　　　　　　B. 血脂异常患者

C. 慢性阻塞性肺病患者　D. 肾衰竭患者

E. 高血压患者

【考点提示】E。肾上腺素受体激动剂可引起一过性的轻微烧灼感、针刺感、鼻黏膜干燥及头痛、头晕、心率加快等反应。对儿童及高血压、前列腺增生症、癫痫、闭角型青光眼、幽门梗阻、膀胱颈梗阻、鼻腔干燥和萎缩性鼻炎、甲状腺功能亢进症患者,以及妊娠、哺乳期妇女禁用;对糖尿病、冠心病患者慎用。

第八节　过敏性鼻炎

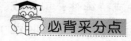

必背采分点

1. 过敏性鼻炎即变应性鼻炎,以突发和反复发作性

鼻塞、鼻痒、打喷嚏、流涕为主要症状，常有过敏史。

2. 过敏性鼻炎由轻至重可分为**四型**。

3. 间歇型过敏性鼻炎一般一周发作**4次**左右，病程少于4周。

4. 常年性过敏性鼻炎一年四季都有症状，随时可发作，时轻时重，或每晨起床时发作而后逐渐减轻。一般在**冬、春**季容易发病，常同全身其他变应性疾病并存。

5. 季节性过敏性鼻炎呈季节性发作，多在**春、秋**季固定季节发病，常见于青少年，可迅速出现症状，发病时间可为数小时、数天至数周不等，发作间歇期完全正常。其症状更加严重，患者苦不堪言。

6. 季节性过敏性鼻炎主要的诱发因素为**花粉**。

7. 过敏性鼻炎首选第二代抗组胺药**氯雷他定**，一次10mg，每日1次。

8. 过敏性鼻炎必要时口服肾上腺糖皮质激素，首选**泼尼松**，一次5mg，一日3次。激素的使用要在专科医生的指导下，切不可长期使用。

9. 对季节性过敏性鼻炎应**提前2~3周**用药，季节过后，不能立即停药，应继续用药2周左右。

10. 过敏性鼻炎的鼻塞为**间歇性或持续性**，单侧或双侧，程度轻重不一。常伴有嗅觉障碍，多为暂时性的，也可能是持久的。

常见病症的自我药疗 第八章

11. 过敏性鼻炎的鼻痒多为**阵发性鼻内痒**,甚至有眼部、软腭、耳、咽喉痒感。

12. 治疗过敏性鼻炎主要为口服和局部用药,《国家非处方药目录》收录的口服治疗过敏性鼻炎的药物主要**有氯苯那敏、氯雷他定和赛庚啶**,外用滴鼻剂有萘甲唑啉滴鼻液、羟甲唑啉滴鼻液、赛洛唑啉滴鼻液和1%麻黄碱滴鼻液,喷雾剂有羟甲唑啉喷雾剂、复方萘甲唑啉喷雾剂。

13. 局部喷鼻,可选**丙酸倍氯米松**鼻喷雾剂,于鼻腔喷雾吸入。

14. **泼尼松**对全身性真菌感染者、肾上腺糖皮质激素过敏者禁用。

历年考题

【B型题】(1~3题共用选项)【2015年真题】

A. 异丙托溴铵气雾剂   B. 孟鲁司特钠咀嚼片
C. 茶碱片   D. 沙丁胺醇气雾剂
E. 布地纳德吸入剂

1. 适用于阿司匹林哮喘伴过敏性鼻炎的预防和维持治疗的药物是(　　)

2. 与环丙沙星有相互作用,合并使用时应做血药浓度检测的药物是(　　)

3. 起效较慢，应告知患者使用后漱口的药物是（ ）

【考点提示】B、C、E。①白三烯受体拮抗剂如孟鲁司特，能特异性抑制半胱氨酰白三烯受体，阻断白三烯引起的鼻部炎症。②联合应用茶碱等磷酸二酯酶抑制剂时，建议进行血药浓度监测。③使用吸入性糖皮质激素的患者，提示患者吸入药物后应漱口，并将漱口水吐出。

第九节 咳 嗽

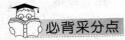

必背采分点

1. 咳嗽无痰或痰量极少，称为<u>干性咳嗽</u>。

2. <u>干性或刺激性</u>咳嗽常见于急性或慢性咽喉炎、喉癌、急性支气管炎初期、气管受压、支气管异物、支气管肿瘤、胸膜疾病、原发性肺动脉高压及二尖瓣狭窄等。

3. 咳嗽伴有咳痰称为<u>湿性咳嗽</u>，常见于慢性支气管炎、支气管扩张、肺炎、肺脓肿和空洞型肺结核等。

4. 咳嗽通常<u>按时间</u>分为3类，即急性咳嗽、亚急性咳嗽和慢性咳嗽。

5. 亚急性咳嗽：最常见原因是<u>感冒后咳嗽（又称感</u>

染后咳嗽)、细菌性鼻窦炎、哮喘等。

6. 感冒所伴随咳嗽多为轻咳或**干咳**,有时可见有少量的稀薄白痰。

7. 流感后咳嗽多为**干咳**或有少量的稀薄白痰,可伴有胸痛、高热、头痛、咽喉痛。

8. **百日咳**多发生于儿童,为阵发性剧烈痉挛性咳嗽,当痉挛性咳嗽终止时伴有鸡鸣样吸气回声,病程长达2~3个月。

9. 药品不良反应所致的咳嗽:**约20%**的咳嗽是由用药所致,此时应用镇咳药无效,常常延误,宜及时停、换药。药师必须格外警惕!

10. 咳嗽症状以刺激性干咳或阵咳症状为主者宜选**苯丙哌林**,一次20~40mg,一日3次。

11. 咳嗽频繁或剧烈咳嗽者宜选**苯丙哌林**,其为非麻醉性强效镇咳药,起效迅速,动物实验证明本品镇咳效力比可待因强2~4倍。

12. 咳嗽频繁或剧烈咳嗽者次选**右美沙芬**,与相同剂量的可待因大体相同或稍强。

13. 咳嗽发作时间:对白天咳嗽宜选用苯丙哌林;对夜间咳嗽宜选用**右美沙芬**,其镇咳作用显著。

14. 对感冒所伴随的咳嗽常选用**右美沙芬复方制剂**。

15. 对频繁、剧烈无痰干咳及刺激性咳嗽,可考虑应用可待因,其能直接抑制延髓的咳嗽中枢,镇咳作用强大而迅速,其强度约为吗啡的1/4,尤其适用于**胸膜炎伴胸痛**的咳嗽患者。

16. 咳嗽分为干咳或湿咳,对干咳可单用镇咳药;对痰液较多的咳嗽应以**祛痰**为主,不宜单纯使用镇咳药,应与祛痰剂合用,以利于痰液排出和加强镇咳效果。

第十节 口腔溃疡

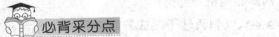

1. 口腔溃疡又称复发性口疮,是慢性的口腔黏膜小溃疡,深浅不等,为圆形或椭圆形损害,可**反复和周期性**复发。

2. 口腔溃疡有自愈性,病程**7~10天**,严重者此起彼伏,连绵不断。

3. **地塞米松粘贴片**具有很强的抗炎作用,降低毛细血管的通透性,减少炎症的渗出,贴片用量较小而作用直接、持久,可促进溃疡愈合。外用贴敷于溃疡处,每处1片,一日总量不得超过3片,连续使用不得过1周。

4. **冰硼咽喉散**、青黛散等是中医传统治疗口腔溃疡的主要用药。应用时取少量,吹敷患处,一日2~3次。

5. 溃疡数目少、面积小且间歇期长者可采用**烧灼法**。

6. 对反复发作的口腔溃疡推荐口服**泼尼松**,一次10mg,一日3次。

7. 对反复发作的口腔溃疡推荐**左旋咪唑**,一次50mg,一日3次,每周服用2次。

8. 一般牙膏中均含有阴离子表面活性剂,与氯己定可产生配伍禁忌,使用氯己定含漱液后至少需间隔**30分钟**才可刷牙。

9. **西地碘含片**可直接卤化细菌的体蛋白,杀菌力强,对细菌繁殖体、芽孢和真菌也有较强的杀灭作用。

10. 口服维生素类药物可维持正常的代谢功能,促进病损愈合。在溃疡发作时给予维生素C,0.1~0.2g,一日3次;**复合维生素B**,每次1片,一日3次。

11. 镇痛可选复方**甘菊利多卡因凝胶**于溃疡局部涂布,每日3次,每次约涂0.5cm凝胶,稍加按摩。

12. 甲硝唑含漱液用后可有食欲不振、口腔异味、恶心、呕吐、腹泻等反应,偶见有头痛、头晕、失眠、抑郁、皮疹、荨麻疹、白细胞减少,停药后可迅速恢复。长期应用可引起**念珠菌感染**。

13. 使用甲硝唑口腔粘贴片期间,不得**饮酒或含酒**

精的饮料。

14. 西地碘有轻度刺激感,口含后偶见口干、胃部不适、头晕和耳鸣,对**碘过敏者**禁用。

历年考题

【B 型题】(1~3 题共用选项)【2016 年真题】

A. 冰硼咽喉散　　　B. 甲硝唑口腔粘贴片
C. 地塞米松粘贴片　D. 西地碘含片
E. 达克罗宁液

1. 治疗口腔溃疡时,贴敷于溃疡处,每处 1 片,一日不得超过 3 片的药物是(　　)

2. 治疗口腔溃疡时,涂于溃疡面上,连续两次,用于进食前暂时止痛的药物是(　　)

3. 治疗口腔溃疡时,取少量吹敷于患处,一日用 2~3 次的药物是(　　)

【考点提示】C、E、A。地塞米松粘贴片具有很强的抗炎作用,降低毛细血管的通透性,减少炎症的渗出,贴片用量较小而作用直接、持久,可促进溃疡愈合。外用贴敷于溃疡处,每处 1 片,一日总量不得超过 3 片,连续使用不得过 1 周。0.5%~1% 达克罗宁液,用时涂于溃疡面上,连续 2 次,用于进食前暂时止痛。冰硼咽喉散、青黛散等是中医传统治疗口腔溃疡的主要用药。应用时取少量，吹敷患处，一日2~3次。

【X型题】4. 用于抗消化道溃疡的抑酸剂包括（　　）【2014年真题】

A. 质子泵抑制剂　　B. 胆碱受体阻断剂
C. 组胺H_2受体阻断剂　D. 胃黏膜保护剂
E. 胃泌素受体阻断剂

【考点提示】ABCE。抑酸剂：组胺H_2受体阻断剂；胃泌素受体阻断剂；胆碱受体抑制剂；质子泵抑制剂。

第十一节　消化不良

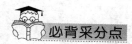

必背采分点

1. 消化不良根据病因分为<u>器质性消化不良和功能性消化不良</u>。

2. 消化不良很常见，半数以上人群在其生命过程中曾因消化不良而就诊；我国普通人群中有消化不良症状者达20%~30%，<u>老年人</u>中最高发。

3. 对食欲减退者口服<u>干酵母片</u>，一次0.5~2g，一日3~4次。

4. 对胰腺分泌功能不足或由于胃肠、肝胆疾病引起的消化酶不足者可选用**胰酶片**，成人一次 0.3~1g，5 岁以上儿童一次 0.3g，一日 3 次，进餐中服用。

5. 对偶然性消化不良或进食蛋白食物过多者可选**乳酶生、胃蛋白酶合剂**。

6. 对餐后不适综合征可选用**胃动力药**，其增加胃肠平滑肌张力及蠕动，增加胃排空速率。

7. **消化酶**和微生态制剂可作为治疗消化不良的辅助用药。

8. 复方消化酶和益生菌制剂可改善与进餐相关的腹胀、食欲不振等症状。但性质不稳定，故应根据说明书的要求正确储存，另送服时不宜用**热水**。

9. 干酵母和乳酶生的不良反应较少，但不可过量，过量可能发生**腹泻**。

10. 目前多潘立酮在国内属于非处方药，可自行购买使用，但若有**心脏病**，服药前最好咨询医生。

历年考题

【B 型题】（1~2 题共用选项）【2015 年真题】

A. 小檗碱 B. 阿苯达唑
C. 乳果糖 D. 干酵母
E. 硫糖铝

1. 消化不良患者宜选用（   ）

2. 细菌感染腹泻患者宜选用( )

【考点提示】D、A。《国家非处方药目录》收载的助消化药的活性成分和制剂有：干酵母（酵母片）、乳酶生、胰酶（或多酶片）、胃蛋白酶、复合消化酶胶囊、龙胆碳酸氢钠、地衣芽孢活杆菌胶囊、复合乳酸菌胶囊、双歧三联杆菌胶囊、多潘立酮。《国家非处方药目录》收载的止泻药的活性成分和制剂有：药用炭、鞣酸蛋白、盐酸小檗碱（黄连素）、口服补液盐、乳酸菌素、双歧三联活菌制剂、地衣芽孢杆菌活菌制剂、复方嗜酸乳杆菌片、复合乳酸菌胶囊、口服双歧杆菌活菌制剂等。

第十二节 腹 泻

必背采分点

1. 排便在一日内超过**3 次**，或粪便中脂肪成分增多，或带有未消化的食物、黏液、脓血者称为腹泻。

2. 腹泻分为急、慢性两种类型，超过**2 个月**者属慢性腹泻。

3. 粪便呈稀薄水样且量多，为**分泌性腹泻**。

4. 暗红色果酱样便见于**阿米巴痢疾**。

5. 黄水样便见于**沙门菌属**或金葡菌性食物中毒。

6. 米泔水样便见于**霍乱或副霍乱**。

7. 脂肪泻和白陶土色便，见于**胆道梗阻**。

8. 黄绿色混有奶瓣便见于**儿童消化不良**。

9. 对腹痛较重者或反复呕吐腹泻者腹痛剧烈时可服**山莨菪碱片**，一次 5mg，一日 3 次或痛时服用。

10. 非感染性的急慢性腹泻，抗动力药可缓解急性腹泻症状，首选**洛哌丁胺**，其抑制肠蠕动，延长肠内容物的滞留时间，抑制大便失禁和便急，减少排便次数，增加大便的稠度。

11. 对消化和吸收不良综合征，因胰腺功能不全引起的消化不良性腹泻患者，应用**胰酶替代疗法**。

12. **盐酸小檗碱（黄连素）**不宜与鞣酸蛋白合用。鞣酸蛋白大量服用可能会引起便秘，也不宜与铁剂同服。

13. 微生态制剂主要用于**肠道菌群失调**引起的腹泻，或由寒冷和各种刺激所致的激惹性腹泻。

14. 洛哌丁胺不能作为有发热、便血的**细菌性痢疾**的治疗药。

15. 母乳喂养患儿腹泻，可**继续**母乳喂养。

历年考题

【C 型题】（1~4 题共用题干）

患儿，女，4 岁半，身高 110cm，体重 15kg，一天前开始发热（39.1℃），咽稍痛，无咳嗽，无吐泻，家长在家选用退烧药对症治疗。发热20小时左右出现腹泻，2~3小时一次大便，量少，黄色黏液便，呕吐1次。体格检查，T 38.8℃，P 118次/分，R 28次/分，咽微充血。出现轻微脱水症状。双肺呼吸音清，腹平软，肝脾未触及，肠鸣音活跃。实验室检查：WBC18.5×10^9/L，粪便镜检可见红、白细胞。【2015年真题】

1. 该患者的临床表现及实验室检查结果常见于（　）

　　A. 动力性腹泻　　　　B. 消化不良性腹泻
　　C. 感染性腹泻　　　　D. 分泌性腹泻
　　E. 出血坏死性腹泻

【考点提示】C。脓血便或黏液便可见于感染性腹泻、炎症性肠病等。

2. 该患者腹泻治疗过程中不应选择的药物是（　）

　　A. 小檗碱　　　　　　B. 洛哌丁胺
　　C. 药用炭　　　　　　D. 鞣酸蛋白
　　E. 口服补液盐

【考点提示】B。感染性腹泻对痢疾、大肠杆菌感染的轻度急性腹泻应首选小檗碱（黄连素）；或口服药用炭（感染性腹泻禁用）。前者吸附肠道内气体、细菌和毒素；后者可减轻炎症，保护肠道黏膜。

3. 关于该患儿腹泻用药注意事项的说法，错误的是(　　)

　　A. 药用炭可吸附细菌和毒素，可与抗生素同时服用
　　B. 腹泻可致电解质丢失，故须特别注意补充
　　C. 小檗碱和鞣酸蛋白不宜同时服用
　　D. 首选口服补液，必要时静脉补液
　　E. 实施使用生态制剂

【考点提示】A。药用炭可影响儿童的营养吸收，3岁以下儿童如长期腹泻或腹胀者禁用；另外也不宜与维生素、抗生素、生物碱、乳酶生及各种消化酶同时服用，因能吸附上述药物，影响其疗效。严重腹泻时应禁食。

4. 关于该患儿腹泻家庭用药教育的说法，错误的是(　　)

　　A. 每次腹泻后均要少量多次喂水，直至腹泻停止
　　B. 若患儿腹泻加重，可口服自制补液盐进行补液
　　C. 若症状不能改善，及时加用诺氟沙星
　　D. 应少量、多次、清淡饮食
　　E. 若患儿出现粪便带血等症状，必须及时就医

【考点提示】C。此药对未成年人骨骼形成有延缓作

用,会影响到发育,故禁止未成年人服用。

【X型题】5. 微生态制剂可以用于治疗腹泻的类型有( )【2014年真题】

A. 感染性腹泻后期　　B. 消化性腹泻
C. 激惹性腹泻　　　　D. 肠道菌群失调性腹泻
E. 炎症性腹泻

【考点提示】ACD。微生态制剂主要用于肠道菌群失调引起的腹泻,或由寒冷和各种刺激所致的激惹性腹泻,但对由细菌或病毒引起的感染性腹泻早期不用,此时应用无效;在应用抗感染药和抗病毒药后期,可辅助给予,以帮助恢复菌群的平衡。

第十三节　便　秘

必背采分点

1. 便秘系指肠蠕动减少,大便过于干燥,排便困难、费力,量化指标为便次<3次/周或比以前减少,一般成人2日或儿童4日以上不排大便者为便秘,长期经常便秘者称为**习惯性便秘**。

2. 决定便秘程度的是大便的**稠度**而不是大便的

次数。

3. 缓泻药是一类能促进排便反射或使排便顺利的药物。按作用机制可分为容积性、刺激性、**润滑性和膨胀性**泻药。

4. 乳果糖在结肠中被消化道菌丛转化为低分子量有机酸,导致肠道内 pH **下降**,并通过渗透作用增加结肠内容量。

5. 乳果糖成人起始剂量每日**30mL**,维持剂量每日 10~25mL。

6. **比沙可啶**通过与肠黏膜接触,刺激肠壁的感受神经末梢,引起肠反射性蠕动增强而排出柔软而成形的粪便。

7. 使用阿片类镇痛药的癌症患者,对**比沙可啶**耐受性差,可能会造成腹痛、腹泻和大便失禁,因此不宜合用。

8. 比沙可啶不应与**抗酸药**同时服用。

9. 硫酸镁为**容积性**泻药,口服不易吸收,停留在肠腔内,使肠内容积的渗透压升高,阻止对肠腔内水分的吸收,同时将组织中的水分吸引到肠腔中来,使肠内容积增大,对肠壁产生刺激,反射性地增加肠蠕动而导泻。

10. 硫酸镁作用强烈,排出大量**水样便**。

11. 聚乙二醇4000为长链线性聚合物，口服后几乎不吸收、不分解，以氢键结合水分子，有效增加肠道体液成分，刺激肠蠕动，引起水样腹泻，达到<u>**清洗肠管**</u>的目的。

12. 乳果糖适用于<u>**肝性脑病**</u>患者及长期卧床的老年患者，需长期规律应用，最好不要间断，以维持正常排便，预防粪便嵌塞。

13. 硫酸镁宜在清晨空腹服用，并<u>**大量饮水**</u>，以加速导泻和防止脱水。

第十四节 痔 疮

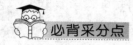
必背采分点

1. 内痔分为4度，Ⅱ度常有便血；排便时脱出肛门，排便后<u>**自动还纳**</u>。

2. 痔康片用于<u>**轻度内痔**</u>属风热及湿热下注所致的少量便血、肛门肿痛、下坠感。用法：口服，一次3片，一日3次。7天为一疗程。

3. 九味痔疮胶囊用于湿热蕴结所致的内痔少量出血、<u>**外痔肿痛**</u>。用法：口服，一次5~6粒，一日3次。

4. 痔炎消颗粒：用于痔疮<u>**发炎肿痛**</u>。口服，每袋装

10g，一次 10~20g，一日 3 次。

5. 以**七叶苷**为有效成分的迈之灵，临床上主要用于治疗各种原因引起的慢性静脉功能不全、静脉曲张、深静脉血栓、组织肿胀、静脉性水肿及痔病的各种症状。

6. 刺激性的**辛辣食物**会引起肠道充血而加重痔疮症状。

7. 要少吃**不宜消化且坚硬**的食物，以免引起便秘，加重痔疮。

8. 以**非手术治疗**为主，无症状的痔不需治疗，有症状的痔无须根治。

9. 痔疮药目前按类别可分为两大类：西药和中药，按性状可以分为：**内服药、外用药**。

10. 内服药中**地榆和槐花**的使用频度在 50% 以上，大黄、黄芩、当归、槐角、枳壳等药材的使用频度在 30% 以上。

11. 外用药中**冰片**的使用频度最高，达到了 70%，而其他药材只有大黄和牛黄或动物胆汁类药材的使用频度达到了 30%。

12. 在内服药和外用药处方中使用频度均达到 30% 的药材只有**大黄**这一味药。

第十五节　肠道寄生虫病

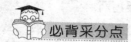必背采分点

1. 蛔虫病是蛔虫寄生于人体小肠内的寄生虫病。成人与儿童均可感染，但多见于 **5~15 岁儿童**。

2. 当蛔虫在小肠寄生时，儿童、体弱者可出现脐周围或上腹痛，呈**间歇反复**发作。

3. 阿苯达唑对蛔虫、蛲虫、鞭虫、钩虫的成虫及幼虫均有较好疗效，可干扰虫体摄取葡萄糖，抑制虫体生长繁殖，导致虫体内的糖原衰竭，尚可抑制延胡索酸还原酶系统，阻止三磷酸腺苷的生成，使虫体停止繁殖并死亡，适用于**多种线虫的混合感染**。

4. 甲苯咪唑对蛔虫、蛲虫、鞭虫、钩虫（十二指肠及美洲钩虫）的成虫及幼虫均有较好疗效，除对蛔虫及鞭虫的虫卵有杀灭作用，还可**抑制虫体摄取葡萄糖**，抑制虫体生长或繁殖，使其死亡。

5. 枸橼酸哌嗪具有**麻痹虫体肌肉**的作用，使之不能附着在人体的肠壁，随肠蠕动而排出。

6. 噻嘧啶对肠道寄生虫具有**神经－肌肉阻滞**作用，使蛔虫产生痉挛性麻痹，虫体停止运动，另可使虫体单

个细胞去极化，肌肉张力增加，虫体失去自主活动，先显著收缩后麻痹不动，使虫体安全排出体外，作用快而优于哌嗪。

7. 噻嘧啶口服驱虫时<u>无须</u>应用缓泻药。

8. 对肠道蛔虫的感染，<u>预防</u>是至关重要的。

9. 成人治疗蛔虫感染，阿苯达唑以单剂量 0.4g 顿服，治愈率<u>高达 100%</u>。

10. 伊维菌素是一种放线菌属新种产生的大环内酯产物，对人体<u>盘尾丝虫病</u>治疗有特效。它可破坏神经递质－酪氨酸所介导的中枢神经系统突触传递过程，导致虫体神经系统麻痹而死亡。

11. <u>空腹服用</u>抗蠕虫药可减少人体对药物吸收，增加药物与虫体的直接接触，增强疗效。

第十六节　营养不良

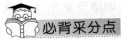

1. 成人干瘦型或单纯饥饿型营养不良主要原因是<u>热量摄入不足</u>，常见于慢性疾病或长期饥饿的患者，临床表现为严重的脂肪和肌肉消耗，营养评定可见皮褶厚度和上臂肌围较小，血浆白蛋白可显著降低，但患者食欲

及精神尚好。

2. 低蛋白血症型或急性内脏蛋白消耗型营养不良主要是由于长期处于**蛋白质摄入不足、创伤或感染应激**状态下。

3. 低蛋白血症型或急性内脏蛋白消耗型营养不良伴有明显的生化指标异常,主要为**血浆白蛋白值明显下降**和淋巴细胞计数下降。

4. 混合型营养不良是最严重的一类营养不良,是由于**热量和蛋白质**均摄入不足所致。

5. 营养不良常有**两种**典型症状。

6. 一种为**消瘦型**,由于热能严重不足引起,患儿矮小、消瘦、皮下脂肪消失、皮肤缺少弹性、头发干燥易脱落、体弱乏力、萎靡不振。

7. 另一种为**浮肿型**,由蛋白质严重缺乏引起,周身水肿、眼睑和身体低垂部位水肿、皮肤干燥萎缩、角化脱屑,或有色素沉着、头发脆弱易断和脱落、指甲脆弱有横沟、无食欲、肝大,常有腹泻和水样便。

8. 维生素 AD 复方制剂用于治疗佝偻病和**夜盲症**、小儿手足抽搐症及预防维生素 AD 缺乏症。

9. 微量元素主要参与氧的贮存和电子传递,参与**遗传和自由基**的调节。

10. 硫酸亚铁片每片含硫酸亚铁**0.3g(相当于铁**

60mg)。用于各种原因（如慢性失血、营养不良、妊娠、儿童发育期等）引起的缺铁性贫血。

11. 治疗营养不良的处方药包括**肠内营养制剂和肠外营养制剂**。

12. 肠内营养制剂按氮源分为三大类：**氨基酸型、短肽型、整蛋白型**。

13. **碳水化合物制剂**是最简单、有效的肠外营养制剂，可提供机体代谢所需能量的 50%~60%。

14. **葡萄糖**是肠外营养最常选用的能量制剂，临床上常配制成 5%、10%、50% 等规格的注射液。

15. 目前已不主张单独应用葡萄糖制剂，而应与**脂肪乳剂**合用，以减少葡萄糖用量，避免糖代谢紊乱的发生。

16. 在大量输注葡萄糖时，需补充适量胰岛素以弥补内源性胰岛素的不足，每日葡萄糖用量不宜超过**400g**。

17. 脂肪乳剂是一种重要的能源物质，所供能量可占总能量的**25%~50%**。

18. **谷氨酰胺**是人体内含量最多的非必需氨基酸。

历年考题

【A 型题】1. 下列属于脂溶性维生素的是（　　）

【2015 年真题】

　　A. 叶酸　　　　　　　　B. 维生素 B_2
　　C. 维生素 B_{16}　　　　　D. 维生素 C
　　E. 维生素 D

【考点提示】E。脂溶性维生素：维生素 A、维生素 E、维生素 D。

【A 型题】2. 可与茶叶中的鞣酸结合产生沉淀，饮茶会影响其吸收的药物是(　　)【2014 年真题】

　　A. 硫酸亚铁　　　　　　B. 地西泮
　　C. 对乙酰氨基酚　　　　D. 硝苯地平
　　E. 二甲双胍

【考点提示】A。茶叶中含有大量的鞣酸、咖啡因、儿茶酚、茶碱，其中鞣酸能与药中的多种金属离子，如钙（乳酸钙、葡萄糖酸钙）、铁（硫酸亚铁、乳酸亚铁、葡萄糖酸亚铁、琥珀酸亚铁）、钴（氯化钴、维生素 B_{12}）、铋（鼠李铋镁）、铝（氢氧化铝、硫糖铝）结合而发生沉淀，从而影响药品的吸收。

【A 型题】3. 长期大量服用维生素 D，可能引起的不良反应是(　　)【2014 年真题】

　　A. 出血倾向　　　　　　B. 皮肤干燥

C. 骨硬化 D. 体重增加

E. 视物模糊

【考点提示】 C。大量连续应用维生素 D 可发生中毒，维生素 D 的推荐剂量为 800~1200IU，与中毒剂量相差甚远。中毒的主要症状：乏力，血压增高，头痛，易激惹，呼吸道感染等；消化道症状：恶心，呕吐，口渴，食欲不振，腹泻或便秘等；泌尿系统表现：多尿，间质性肾炎，肾结石等。

【B 型题】（4~6 题共用选项）**【2015 年真题】**

A. 维生素 A B. 维生素 B

C. 维生素 C D. 维生素 E

E. 维生素 K_1

4. 可用于紫癜辅助治疗的药物是（　　）

5. 可用于治疗夜盲症的药物是（　　）

6. 可用于治疗口腔溃疡，大剂量服用后，尿液可能呈黄色的药物是（　　）

【考点提示】 C、A、D。维生素 C 片用于预防坏血病，也可用于各种急慢性传染疾病及紫癜等的辅助治疗。维生素 A 可用于治疗夜盲症。维生素 B 可用于治疗口腔溃疡，大剂量服用后，尿液可能呈黄色。

第十七节 阴道炎

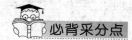

1. 诱发真菌性阴道炎的因素有:①阴道内的酸碱度改变,失去平衡;②长期应用广谱抗生素,使体内正常的菌群失去平衡;③长期应用肾上腺糖皮质激素和免疫抑制剂,使人体对真菌的免疫力降低;④**长期口服避孕药**;⑤老年糖尿病患者。

2. 滴虫性阴道炎发病率仅次于真菌性阴道炎,多见于**青年妇女**,其中女性发生率为10%~25%。

3. 妇女自青春期后发病逐年增加,**30~40岁**为滴虫性阴道炎高峰期,到更年期后逐渐下降。

4. 治疗真菌性、滴虫性阴道炎症等主要选用**阴道**给药,其作用直接,用药方便,不良反应少。

5. 真菌性阴道炎首选**硝酸咪康唑栓**,一次0.1~0.2g,连续7天,或一次0.4g,连续3天。

6. 对于滴虫性阴道炎,**甲硝唑**有强大的杀灭滴虫作用。局部用药适于不能耐受口服药或不适宜全身用药者,可应用栓剂或泡腾片每晚放入阴道内200mg,连续7~10天。

7. **替硝唑**对滴虫有活性，作用强于甲硝唑 2~8 倍。栓剂或泡腾片一次 200mg，放入阴道，隔日 1 次，分别连续 2 次或 7 次。

8. 制霉菌素对**毛滴虫及真菌**均有抑制作用，对混合感染者最为适宜。常用栓剂和泡腾片，一次 10 万 IU，每晚睡前放入阴道 1 枚，连续 10~15 天。

9. 伊曲康唑对念珠菌等真菌杀灭作用强，**餐后即服**可明显提高吸收率。

10. 氟康唑对念珠菌等真菌的杀灭作用比酮康唑强 10~20 倍，推荐单剂量 **150mg** 顿服。

11. 阴道连续用药不宜超过 **10 天**，常同服复方维生素 B。真菌性阴道炎易复发，应在每个疗程后去医院检查分泌物，当确诊痊愈后方可停药。

12. 已婚妇女的真菌性阴道炎必须**夫妻双方**同时治疗。

历年考题

【B 型题】（1~3 题共用选项）【2016 年真题】

A. 甲硝唑　　　　　B. 咪康唑
C. 头孢曲松钠　　　D. 青霉素钠
E. 克拉霉素

1. 患者，女，28 岁，近一个月出现阴道分泌物增

多，痛痒明显，阴道检查时发现黏稠的奶酪样分泌物，经验治疗首选的药物是（　　）

2. 患者，女，28岁，近一个月出现阴道分泌物增多，阴道检查时发现大量泡沫样分泌物，经验治疗首选的药物是（　　）

3. 患者，女，28岁，近一个月出现阴道分泌物增多，阴道分泌物培养为衣原体，首选的药物是（　　）

【考点提示】B、A、E。真菌性阴道炎常选用制霉菌素、克霉唑、咪康唑、益康唑栓剂，任选其一。首选硝酸咪康唑栓，一次 0.1～0.2g，连续 7 天，或一次 0.4g，连续 3 天。对于滴虫性阴道炎，甲硝唑有强大的杀灭滴虫作用。克拉霉素主要用于敏感细菌所致的上、下呼吸道炎症，包括扁桃体炎、咽喉炎、副鼻炎、支气管炎、肺炎等，以及皮肤、软组织感染、脓疖、丹毒、毛囊炎、伤口感染等，疗效与其他大环内酯类相仿。也可用于沙眼衣原体或溶脲脲原体所致生殖泌尿系感染、艾滋病患者的非典型分支杆菌感染等。

【B型题】（4～5题共用选项）【2015年真题】

A. 复方角菜酸酯栓　　B. 克霉唑栓

C. 阿达帕林凝胶　　　D. 复方苯甲酸酊

E. 炉甘石洗剂

4. 治疗真菌性阴道炎可选用(　　)
5. 治疗急性湿疹可选用(　　)

【考点提示】B、E。真菌性阴道炎常选用制霉菌素、克霉唑、咪康唑、益康唑栓剂,任选其一。急性湿疹局部以生理盐水、3%硼酸或1:2000~1:10000高锰酸钾溶液冲洗、湿敷,炉甘石洗剂收敛、保护。

第十八节　痛　经

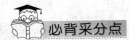

1. 经过详细妇科临床检查未能发现盆腔器官有明显异常者,称原发性痛经,也称**功能性痛经**。

2. 继发性痛经则指**生殖器官有明显病变者**,如子宫内膜异位症、盆腔炎、肿瘤等。

3. 对月经周期不规律或希望怀孕的妇女不宜在**月经来潮前**口服中成药。

4. 月经期间不宜服用**利尿剂**。

5. 痛经系指经期前后或行经期间,出现下腹部痉挛性疼痛,并有全身不适,严重影响日常生活者。**分原发性和继发性**两种。

6. 痛经多在下腹部出现**阵发性绞痛或坠痛感**,也可延至腰骶背部，甚至涉及大腿及足部，重者可放射至腰骶部或股内前侧。

7. 有**50%以上**患者伴有全身症状，伴有腰酸、头痛、胃痛、头晕、乳胀、尿频、稀便、便秘、腹泻、失眠、易于激动等，严重者可有面色苍白、出冷汗、四肢冰冷、恶心、呕吐，甚至会发生晕厥。

8. **阿司匹林、对乙酰氨基酚、布洛芬**均通过对环氧酶的抑制而减少前列腺素的合成，由此减轻组织充血、肿胀，降低神经痛觉的敏感性，具有中等程度的镇痛作用，对痛经等有较好的效果。

第十九节　痤　疮

必背采分点

1. 痤疮是一种发生在**皮肤毛囊皮脂腺**的自限性疾病，俗称"粉刺"或"壮疙瘩"，通常指的是寻常型痤疮，可发生在各个年龄段，多自青春期发病（因此常被称为"青春痘"），到20多岁才缓慢停止，少数人可延迟至30多岁。

2. 非炎症性的损害称为**闭合性粉刺（"白头"）或开放性粉刺（"黑头"）**。

3. 开放性粉刺上的黑色素沉着是因为**皮脂和黑色素被氧化**的结果,而不是人们通常认为的污垢。

4. 痤疮按严重程度可分为Ⅰ~Ⅳ级,Ⅰ级主要是粉刺,Ⅱ级是粉刺加丘疹,Ⅲ级出现**脓疱**,Ⅳ级出现结节、囊肿。

5. 为减少痤疮丙酸杆菌的耐药性,应尽可能使用**非抗生素类抗菌药物**。

6. 对轻、中度寻常型痤疮,可选**0.025%~0.03%**维A酸乳膏剂或0.05%维A酸凝胶剂外搽,一日1~2次。

7. **锌**在体内合成激素的过程中起一定作用,每日补充30~40mg有助于减轻炎症和促进痤疮愈合。

8. **过氧化苯甲酰**能漂白毛发,不宜用在有毛发的部位;接触衣服后也易因氧化作用而脱色。

9. 维A酸用于治疗痤疮,初始时可出现红斑、灼痛或脱屑等反应,继续治疗2~3周后出现效果,一般须**6周**后达到最大疗效。

10. 异维A酸有**致畸**作用,应在皮肤科医师指导及监视下用药。

11. 痤疮的病程缓慢,一般**青春期过后**则可自愈,愈后可留有色素沉着斑、小瘢痕或瘢痕疙瘩。

常见病症的自我药疗 第八章

历年考题

【A型题】1. 下列治疗痤疮的药物中，患者在治疗期间及治疗结束后1个月内应避免献血的是（　　）【2015年真题】

A. 红霉素　　　　　　B. 异维A酸
C. 克林霉素　　　　　D. 过氧苯甲酰
E. 米诺环素

【考点提示】B。异维A酸有致畸作用，治疗期间及治疗结束后1个月内应避免献血。治疗结束后1个月及每3个月检查肝功能和血脂。

【B型题】（2~5题共用选项）【2014年真题】

A. 过氧苯甲酰凝胶
B. 替硝唑片剂
C. 维胺酯胶囊
D. 红霉素-过氧苯甲酰凝胶
E. 维A酸乳膏

2. 对皮脂腺分泌过多的寻常痤疮者可以选用的药品是（　　）

3. 对囊肿型寻常痤疮者可以选用的药品是（　　）

4. 对中、重度痤疮合并细菌感染显著者可以选用的药品是（　　）

5. 对炎症突出的寻常痤疮者可以选用的药品是（　　）

【考点提示】A、C、D、E。对皮脂腺分泌过多所致的寻常型痤疮，首选2.5%~10%过氧苯甲酰凝胶涂敷患部，一日1~2次。对囊肿型痤疮推荐口服维胺酯胶囊，一次50mg，一日3次，其可促进上皮细胞分化，有较好的疗效。对痤疮伴感染显著者，可应用红霉素—过氧苯甲酰凝胶、克林霉素磷酸酯凝胶或溶液涂敷，一日1~2次。对炎症突出的痤疮，轻、中度者可选维A酸和克林霉素磷酸酯凝胶外用治疗。

第二十节　荨麻疹

必背采分点

1. 荨麻疹俗称"风疹块"或"风团""风疙瘩"，是一种**过敏性皮肤病**，常表现在皮肤或黏膜上，为一种以局限性、暂时性或瘙痒性的潮红斑和风团为特征的皮肤病。

2. 荨麻疹多与**变态（过敏）反应**有关，大多数属于Ⅰ型（速发型）变态反应，少数属于Ⅱ型（细胞毒性）、Ⅲ型（免疫复合物型）反应，但通常所说的荨麻疹为Ⅰ型变态反应。

3. 依据荨麻疹发生的频率及时间,分为**急性和慢性**荨麻疹。

4. 一般急性荨麻疹持续数日,**1~2周**可痊愈。

5. 病程超过**6周**者称为慢性荨麻疹,反反复复。

6. 热性荨麻疹多见于青年女性,好发于**躯干及上肢**,偶见延及面部。皮肤受热(43℃)或发汗后,数分钟出现局部风团,直径在0.5cm以下,肿胀而发红,色泽较淡,有瘙痒、疼痛或灼热感,瞳孔略小,心率减慢。

7. 冷性荨麻疹十分常见,多从**婴儿时期**起发病,可持续终生。在暴露于冷空气和接触冷水时,或以冰块置于前臂躯体侧,历时3~5分钟,手部或面部出现水肿及痛性风团,持续30分钟至数小时可消退,并伴有发热、头痛、呼吸道症状、关节痛和白细胞计数升高。

8. 巨大荨麻疹(血管性水肿)好发于眼睑、口唇、外生殖器,也可发生于口腔、舌、喉头黏膜等组织疏松部分,多为**一侧单发**。

9. **人工荨麻疹(皮肤划痕症)**采用锐器或指甲划过皮肤后,沿着划痕发生条状淡红色隆起,伴有瘙痒,可并发荨麻疹。

药学综合知识与技能

10. **异丙嗪**可对抗组胺所致的毛细血管扩张，降低血管的通透性，对治疗皮肤黏膜的变态反应效果良好，其中对荨麻疹效果较好。

11. **氯苯那敏**对抗组胺过敏作用超过异丙嗪和苯海拉明，且对中枢神经系统的抑制作用较弱，口服，一次 4~8mg，一日3次。

12. 对伴随血管性水肿的荨麻疹，可选用**赛庚啶**。

13. 局部用药选择具止痒和收敛作用的洗剂，如**薄荷酚洗剂**或炉甘石洗剂涂敷，一日3次。

历年考题

【A型题】Q-T间期延长的荨麻疹患者不宜选用的抗过敏药是（　　）【2015年真题】

A. 氯苯那敏　　　　B. 色甘酸钠
C. 苯海拉明　　　　D. 异丙嗪
E. 依巴斯汀

【考点提示】E。依巴斯汀可能抑制心脏钾离子慢通道，有引起尖端扭转型室性心动过速或Q-T间期延长的危险。故应严格掌握剂量，注意药物的相互作用，同时对血钾浓度过低者适当补充钾、镁。患先天性Q-T间期延长综合征者不宜应用。

第二十一节 湿 疹

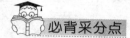
必背采分点

1. 湿疹是由多种内外因素引起的一种具有明显渗出倾向的皮肤炎症性表现。皮损具有**多形性、对称性、瘙痒和易反复**发作等特点。

2. 湿疹发病机制主要是多种内外因素相互作用引起的**迟发型变态反应**。

3. 湿疹按皮损表现分为**急性、亚急性、慢性**三型。

4. **急性湿疹**具有皮疹多形性，为红斑基础上针头至粟粒大小的丘疹、丘疱疹或小水疱，搔抓后出现糜烂、渗出，皮疹常融合成片，病变中心较重，逐渐向周围蔓延，界限不清。

5. 亚急性湿疹是急性湿疹炎症减轻或适当处理后经较长时间发展而成。皮损以**小丘疹、结痂和鳞屑**为主，可有轻度浸润，自觉有剧烈瘙痒。

6. 亚急性、慢性湿疹应用合适的**糖皮质激素**乳膏或软膏、焦油类制剂或免疫调节剂，如他克莫司软膏、匹美莫司软膏。

7. **慢性湿疹**表现为患处皮肤增厚、浸润、色素沉着、表面粗糙、覆鳞屑，个别可有不同程度的苔藓样变，或因抓破而结痂。病情时轻时重，迁延数月或更久，易复发。自觉有明显瘙痒，常呈阵发性。

第二十二节 烫 伤

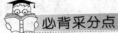
必背采分点

1. 烫伤临床过程可分为三期：体液渗出期，一般持续36～48小时，大面积烧伤者若抢救不及时或不当，可能发生体液丧失，进而发生休克，此期的关键是**休克的防治**，根本问题是如何改善血管通透性，减少或防止渗出。

2. 急性感染期，如果患者全身情况较好或烧伤面积较小、较浅，局部感染经适当治疗后可被控制，**3～5天**自行消退。

3. 急性感染期未愈，感染可继续发展，引起脓毒症状、创面加深、水肿回收延缓，甚至菌血症，因此，此期的关键是感染尤其是**全身性感染的预防**。

4. 修复期，包括创面修复与功能恢复，所需时间因烫伤严重程度而异，**促使创面早期愈合**是本期的关键。

5. Ⅰ度烫伤：**红斑性**，皮肤变红，并有火辣辣的刺痛感。

6. **Ⅱ度烫伤**：水疱性，患处产生水疱。

7. Ⅲ度烫伤：**坏死性**，皮肤剥落。

8. 镇痛、镇静：轻伤员可口服止痛片或肌注哌替啶、吗啡等，重伤员多采用静脉滴注哌替啶或与异丙嗪合用。有脑外伤的患者可使用**地西泮**。

9. 烫伤后应立即脱去热液浸湿的衣物，并立即用冷水或冰水湿敷或浸泡烫伤区域**20～30分钟**，可以减轻创面损伤的深度并有止痛效果。

10. 伤员脱离事故现场后，应注意对创面的保护，防止再次污染。可用纱布、三角巾、中单或清洁被单、衣服等进行简单包扎。切忌用**塑料布**包扎或覆盖创面，可致使创面发生浸渍而加速感染。

11. 补液时不宜喝**白开水或无盐饮料**以免发生水中毒。

第二十三节　冻伤（疮）

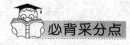
必背采分点

1. **冻伤**是寒冷（零度以下）引起的局部或全身性组织损伤。

2. 冻疮是低温与高湿联合引起的**末梢部位皮肤炎症**,春暖后自愈,发病常与患者的个体素质、皮肤微循环障碍有关。

3. **体表潮湿和手足多汗**者也常易发生冻疮。

4. **冻伤**损害多发生在肢端和暴露部位,如手、足、耳郭、鼻、两颊。

5. 冻伤受冷后损害处出现疼痛,然后温觉、痛觉丧失,皮肤**发白呈蜡样**。

6. **冻疮**常发生于肢端或暴露部位,如手背、手指、足背、足趾、耳郭、鼻尖、两颊等处。

7. 冻疮易发生于湿度高的初冬早晨,各年龄组都可发生,但以**儿童**多见。可自然缓解。

8. 冻疮损害为**局限性水肿性紫红斑**,按之褪色,解除压力后红色逐渐恢复。严重时可有水疱,破溃后形成溃疡,局部有肿胀感,暖热后瘙痒,溃烂后疼痛。

9. 对**未形成溃疡的冻疮**,轻轻按摩或温水湿敷,以促进血液循环,切不宜以热水或热火烘烤。并可外涂敷紫云膏,一日1次。

10. 严重冻疮早期可考虑应用**肝素**。

11. 对局部出现水疱和糜烂者,可涂敷**10%氧化锌软膏**或依沙吖啶氧化锌糊剂。

历年考题

【A 型题】 Ⅰ度冻疮患者可以选用的非处方药是（　）【2014 年真题】

A. 维 A 酸乳膏 B. 樟脑软膏
C. 红霉素软膏 D. 杆菌肽软膏
E. 洗必泰软膏

【考点提示】B。对轻度冻疮者选用 10% 樟脑软膏（5% 樟脑醑）涂敷患部，一日 2 次。

第二十四节　手足真菌感染

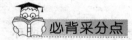

1. 足癣又称脚癣或香港脚，是发生于脚掌、跖与趾间皮肤的浅部真菌感染，其传播方式主要有两种：一是直接接触足癣患者；二是使用足癣者的**鞋袜、日常用品**。

2. **公共浴池**是传播足癣的主要场所，如共用澡盆、澡池、浴巾和拖鞋，如不进行彻底的消毒，极易感染足癣。

3. 手癣又称**鹅掌风**，为发生在手掌、手指外的光滑皮肤的浅部真菌感染,多继发于足癣。

4. 间擦型常发生在**第3、4趾**间,也可波及全趾,趾间皮肤浸软、脱皮,部分趾间皮肤皲裂,有时有红色的糜烂面,有臭味,夏重冬轻。

5. 水疱型常发生在足跖、足缘部,常有水疱成群或散在,局部皮肤潮红,有时继发细菌感染,水疱变为脓疱,以**夏季多见**。

6. 鳞屑型常发生在足跖部,损害以鳞屑为主,伴有稀疏而干燥的小水疱,局部有红斑、丘疹,四季皆可发生,以**夏季**多见或加重。

7. 角化型常发生在足跟、足跖、足旁部,皮肤干燥粗厚、角化过度,皮肤纹理增宽,易发生皲裂,四季皆可发生,以**冬季**多见或加重。

8. 体癣型常发生在**足背部**,损害为典型的弧状或环状的体癣改变,常并发体癣,以夏季多见或加重。

9. 环吡酮胺是近年来外用抗真菌药物研究的热点。该药是一种广谱抗真菌药物,兼具抗革兰阳性和阴性细菌及抗炎的作用,因此很适合治疗易继发细菌感染的**间擦型足癣**。

10. 手、足癣尤其是角化皲裂型足癣,推荐**口服抗真菌药**治疗。

11. 糜烂型足癣忌用**热水洗烫**,鞋袜应定期洗烫。

12. 使用外用药症状消失后,真菌仍然存活在皮肤鳞屑或贴身衣物中,遇到潮暖环境,又会大量繁殖,导致癣病复发。因此,表面症状消失后,仍要坚持用药**1至2周**。

第二十五节 昆虫叮咬

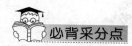

1. 昆虫叮咬临床上称为"**虫咬性皮炎**",是指被昆虫、节肢动物叮咬,或因接触昆虫的毒毛而引起的皮肤炎性反应,夏秋季好发,多发生于暴露部位。

2. 昆虫叮咬治疗原则:内服**抗组胺药物**;适当选用外用安抚止痒药物;继发感染者给予抗生素。

3. 局部**冷湿敷**可加速皮疹消退。

4. 由于叮咬人体的虫类种类不同和被叮咬个人体质的差异,叮咬处会呈现不同的皮肤反应。一般表现为水肿性丘疹、风团、水肿性红斑、丘疹、丘疱疹、瘀点等,表面可出现水疱及大疱,皮损中心可见**叮咬痕迹**,并伴有不同程度的瘙痒、刺痛、灼痛。

第九章 呼吸系统常见疾病

第一节 肺　炎

1. 肺炎是指终末气道、肺泡和肺间质的炎症，可由病原微生物、理化因素、免疫损伤、过敏反应及药物损伤所致。**细菌性肺炎**是最常见的肺炎，也是最常见的感染性疾病之一。

2. 大叶性肺炎（肺泡性）典型者表现为**肺实质炎症**，通常并不累及支气管。

3. 大叶性肺炎（肺泡性）致病菌多为**肺炎链球菌**。

4. 大叶性肺炎（肺泡性）X线胸片显示**肺叶或肺段**的实变阴影。

5. 小叶性肺炎（支气管性）因支气管腔内有分泌物，故常可闻及**湿性啰音**，但无实变的体征。

6. **小叶性肺炎（支气管性）**，X线显示沿肺纹理分布的不规则斑片状阴影，边缘密度低而模糊，无实变征象，肺下叶常受累。

7. 间质性肺炎是以**肺间质**为主的炎症，可由细菌、支原体、衣原体、病毒或肺孢子菌等引起。

8. **间质性肺炎**，X 线通常表现为一侧或双侧肺下部的不规则条索状阴影，从肺门向外呈网状伸展，其间可有小片肺不张阴影。

9. 社区获得性肺炎指在**医院外**罹患的感染性肺炎。

10. 医院获得性肺炎是指患者入院 48 小时后在医院（包括护理院、康复院等）内发生的肺炎，还包括**呼吸机相关性肺炎**和卫生保健相关性肺炎。

11. 社区获得性肺炎，青壮年和无基础疾病的 CAP 患者，常用**青霉素类**、第一代头孢菌素。

12. 重症肺炎首先应选择**广谱的强力抗菌药物**，并应足量、联合用药。

13. 肺炎的抗菌药物治疗应尽早进行，一旦怀疑为肺炎即应马上给予首剂抗菌药物。病情稳定后可从**静脉途径转为口服**治疗。

14. 观察疗效：抗菌药物治疗后 48～72 小时应对病情进行评价，治疗有效表现体温下降、症状改善、临床状态稳定、白细胞逐渐降低或恢复正常，而 **X 线胸片病灶吸收**较迟。

15. 肺炎的抗菌药物疗程至少 5 天，大多数患者需要 **7~10 天**或更长疗程。

历年考题

【A 型题】1. 患者，男，28 岁，2 天前因淋雨后出现发热，体温最高达 39℃，经实验室和胸片检查，临床诊断为社区获得性肺炎，无其他基础疾病。可首选的抗菌药物是（　　）【2015 年真题】

A. 头孢拉定　　　　　B. 阿米卡星
C. 亚胺培南西司他丁　D. 头孢哌酮舒巴坦
E. 甲硝唑

【考点提示】A。青壮年和无基础疾病的 CAP 患者，常用青霉素类、第一代头孢菌素。

【X 型题】2. 在社区获得性肺炎的经验治疗中，重症患者可选用的抗菌药物联合治疗方案有（　　）【2014 年真题】

A. 头孢曲松 + 阿奇霉素
B. 左氧氟沙星 + 阿奇霉素
C. 头孢哌酮舒巴坦 + 克拉霉素
D. 头孢他啶 + 甲硝唑
E. 万古霉素 + 美罗培南

【考点提示】 AC。可选具有抗铜绿假单胞菌作用的广谱青霉素/β-内酰胺酶抑制剂或头孢菌素类±大环内酯类。

第二节 支气管哮喘

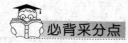

1. 支气管哮喘主要特征包括**气道慢性炎症**,气道对多种刺激因素呈现的高反应性,广泛多变的可逆性气流受限,以及随病程延长而导致的一系列气道结构的改变及气道重构。

2. 哮喘是一种复杂的、具有**多基因遗传倾向性**的疾病,其发病具有家族聚集现象,亲缘关系越近,患病率越高。

3. 哮喘典型症状为**发作性伴有哮鸣音**的呼气性呼吸困难。

4. 哮喘以**夜间及凌晨**发作或加重为重要临床特征。

5. 有些患者尤其是青少年的哮喘症状在运动时出现,称为**运动型哮喘**。

6. 临床上还存在没有喘息症状的不典型哮喘,患者可表现为**发作性咳嗽**、胸闷或其他症状。

7. 对以咳嗽为唯一症状的不典型哮喘称为**咳嗽变异**

性哮喘。

8. 对以胸闷为唯一症状的不典型哮喘称为**胸闷变异性哮喘**。

9. 哮喘发作时典型体征是双肺可闻及广泛的**哮鸣音**,呼吸音延长。

10. 非常严重的哮喘发作,哮鸣音反而减弱,甚至完全消失,表现为"**沉默肺**",是病情严重的表现。

11. 急性发作期指喘息、气急、胸闷或咳嗽等症状**突然发生或症状加重**,常因接触变应原等刺激物或治疗不当所致。

12. 急性发作时严重程度可分为**4级**。

13. 慢性持续期指患者虽然没有哮喘急性发作,但在相当长的时间内仍有不同频度和不同程度的**喘息、咳嗽、胸闷**等症状,可伴有肺通气功能下降。

14. 经过长期规范化治疗和管理,**80%以上**的患者可以达到哮喘的临床控制。

15. **吸入型糖皮质激素**由于其局部抗炎作用强、全身不良反应少,已成为目前哮喘长期治疗的首选药物。

16. 吸入型糖皮质激素通常需规律吸入**3~7天**以上方能起效。少数患者可出现口咽白色念珠菌感染、声音嘶哑,吸药后用清水漱口可减轻局部反应和胃肠吸收。

17. 口服糖皮质激素用于吸入激素无效或需要短期

加强治疗的患者。常用**泼尼松和泼尼松龙**,起始剂量 30~60mg/d,症状缓解后逐渐减量至≤10mg/d,然后停用或改用吸入剂。

18. **短效 $β_2$ 受体激动剂**为治疗哮喘急性发作的首选药物,有吸入、口服和静脉三种制剂。首选吸入给药。

19. 短效 $β_2$ 受体激动剂应采取"**按需间歇使用**",不宜长期、单一使用。

20. **白三烯受体阻断剂**是目前除糖皮质激素外唯一可单独使用的哮喘控制性药物,可作为轻度哮喘糖皮质激素的替代治疗药物和中至重度哮喘的联合治疗用药,尤适用于阿司匹林哮喘、运动性哮喘和伴有过敏性鼻炎哮喘患者的治疗。

21. 磷酸二酯酶抑制剂(茶碱类药物)静脉给药主要应用于**重症和危重症**哮喘。

22. 茶碱**静脉注射速度过快**可引起严重反应,甚至死亡。

23. 短效抗胆碱药异丙托溴铵有**气雾剂和雾化溶液**两种剂型。

24. 长效抗胆碱药噻托溴铵是近年发展的选择性 M1、M3 受体拮抗剂,作用更强,持续时间更久(24 小时),目前只有**干粉吸入剂**。

药学综合知识与技能

历年考题

【B 型题】（1～4 题共用选项）【2014 年真题】

A. 布地奈德　　　　B. 扎鲁司特
C. 沙丁胺醇　　　　D. 羧甲司坦
E. 多索茶碱

1. 起效慢，不能立即奏效，须连续应用 2 日以上才能出现平喘作用的药品是（　　）

2. 起效缓慢，作用也弱，一般连续应用 4 周才能出现平喘疗效的药品是（　　）

3. 起效快，可迅速缓解急性哮喘发作和支气管平滑肌痉挛的药品是（　　）

4. 可稀释痰液，并借助咳嗽反射帮助痰液排出，避免堵塞气道的药品是（　　）

【考点提示】 A、B、C、D。吸入型糖皮质激素（二丙酸倍氯米松、布地奈德、丙酸氟替卡松）为控制呼吸道炎症的预防性用药，起效缓慢且须连续和规律地应用 2 日以上方能充分发挥作用。白三烯受体阻断剂的起效时间慢，作用较弱，相当于色甘酸钠，一般连续应用 4 周后方见疗效，且有蓄积性。对哮喘急性发作和支气管平滑肌痉挛者宜合用肾上腺素能 $β_2$ 受体激动剂，以尽快松弛支气管平滑肌，如沙丁胺醇 $β_2$ 受体激动剂。鉴于被稀释后的痰液借助咳嗽反射而排出，在使用司坦类黏液调节剂后暂缓继用强效镇咳剂,以免被稀释的痰液滞留而堵塞气道。

【C 型题】(5~6 题共用题干)

患者,女,44 岁,半年前诊断为支气管哮喘,间断口服沙丁胺醇 4mg tid 治疗。没有规律用药治疗。今日,因秋冬季节交替,出现明显喘憋,话不成句,被紧急送往医院。【2015 年真题】

5. 该患者出现支气管哮喘急性发作,应首选的治疗药物是(　　)

    A. 沙丁胺醇片
    B. 布地纳德气雾剂
    C. 沙丁胺醇气雾剂
    D. 沙美特罗氟替卡松粉吸入剂
    E. 异丙托溴铵雾化吸入剂

【考点提示】C。SABA 治疗哮喘急性发作的首选药物,有吸入、口服和静脉三种制剂。首选吸入给药,常用沙丁胺醇和特布他林。吸入剂包括定量气雾剂(MDI)、干粉剂(DPI)和雾化溶液。SABA 应采取"按需间歇使用",不宜长期、单一使用。

6. 该患者支气管哮喘的长期维持治疗宜选用(　　)

A. 沙丁胺醇片
B. 福莫特罗吸入剂
C. 沙丁胺醇气雾剂
D. 沙美特罗氟替卡松粉吸入剂
E. 茶碱片

【考点提示】D。吸入型糖皮质激素由于其局部抗炎作用强、全身不良反应少,已成为目前哮喘长期治疗的首选药物。

第三节 慢性阻塞性肺病

必背采分点

1. 慢性阻塞性肺病简称慢阻肺,是一种以**不完全可逆的气流受限**为特征的常见慢性疾病,主要表现为反复咳嗽、咳痰、气短、活动耐力下降。全球40岁以上人群的发病率高达9%~10%(我国8.2%)。

2. 慢性支气管炎并发肺气肿时,咳嗽频繁,咳痰多,**冬季**加重,甚至长年不断。若伴感染时可有脓痰,咳嗽剧烈时痰中带血。

3. 慢性阻塞性肺病风险因素有:①吸烟;②**大气污染和粉尘、职业粉尘**;③感染;④遗传因素和肺发育不良；⑤副交感神经功能亢进，气道高反应性；⑥营养不良；⑦社会经济地位较差。

4. **支气管舒张剂**是 COPD 治疗的核心药物，包括 β_2 受体激动剂、胆碱能受体阻断剂、磷酸二酯酶抑制剂。可两种或两种以上合用。

5. 白三烯受体阻断剂的起效时间慢，作用较弱，一般连续应用 4 周后才见疗效，且有蓄积性，仅适用于**轻、中度**哮喘和 COPD 稳定期的控制。

6. 急性加重期可针对性使用抗菌药物，并首选**短效支气管舒张剂吸入或茶碱类**静脉应用，必要时可短期加用口服或静脉糖皮质激素；促进排痰，加强营养支持，保持大便通畅。

7. 吸入激素和 β_2 受体激动剂联合应用对于 **COPD 稳定期**患者可改善症状，减少急性发作频率。

8. 若患者病情加重，出现呼吸性酸中毒、严重呼吸困难、呼吸肌疲劳、血流动力学不稳定、神志异常等表现时，可考虑**机械通气（无创、有创机械通气）**。

9. 司坦类黏痰调节剂均有可能引起**消化道刺激**症状，常见恶心、呕吐、腹胀、腹泻、腹痛、便秘、食欲减退、胃灼热、胃肠出血或味觉异常，有时出现头晕、头痛、皮疹等不良反应。对消化道溃疡者慎用。

10. 多索茶碱对急性心肌梗死者禁用，不得与其他黄嘌呤类药物同时使用，与麻黄碱或其他肾上腺素类药物同时使用须慎重。如过量使用会出现**严重心律不齐、阵发性痉挛**等。此为初期中毒症状，应暂停用药，监测血药浓度，在上述中毒迹象和症状完全消失后可继续使用。

11. 二羟丙茶碱对活动性消化溃疡和**未经控制的惊厥性疾病**患者禁用。

12. 异丙托溴铵对妊娠期妇女慎用；对**阿托品类药**过敏者禁用；患有闭角型青光眼、良性前列腺增生者（可导致急性尿潴留）慎用。

第四节　肺结核

必背采分点

1. 结核病俗称"痨病"，是由**结核分枝杆菌**侵入体内所致的初发或继发性感染，为一种慢性、缓发的传染病。

2. 结核主要经**呼吸道**传播，消化道传播为次要途径，其他如泌尿生殖系统、皮肤伤口感染均较少见。

3. 我国结核病疫情十分严重，患者数量位居全球**第二位**；同时我国耐多药结核病疫情也非常严重。

4. 全身症状表现为午后低热、乏力、食欲减退、消瘦、盗汗等，也称**结核中毒症状**。

5. 呼吸系统症状，约 1/3 患者有不同程度**咯血**，痰中带血多因炎性病灶的毛细血管扩张所致。

6. 结核的分型：原发型肺结核、血行播散型肺结核、急性粟粒型肺结核、**继发型肺结核**。

7. 原发型肺结核多见于**少年儿童**，无症状或症状轻微，包括原发综合征及胸内淋巴结结核。

8. 血行播散型肺结核、急性粟粒型肺结核，多见于婴幼儿和青少年，特别是营养不良的小儿、免疫力低下的人群，多同时伴有**原发型肺结核**。

9. 血行播散型肺结核、急性粟粒型肺结核，X线胸片和CT检查可发现**均匀分布粟粒状结节阴影**。

10. 血行播散型肺结核、急性粟粒型肺结核，起病急，持续高热，中毒症状严重，约一半以上患者可**合并结核性脑膜炎**。

11. 继发型肺结核多发生在**成人**，病程长，易反复。根据肺部影像学特点，分为浸润性肺结核、空洞性肺结核、结核球、干酪样肺炎、纤维空洞性肺结核和结核性胸膜炎。

12. 目前已有 10 余种高效和有效的抗结核药，治疗原则是"**早期、联合、适量、规律和全程用药**"。

药学综合知识与技能

13. 全程指完成抗结核杆菌的全程治疗,满足连续用药的时间,短程化疗通常为**6~9个月**。

历年考题

【B型题】(1~2题共用选项)【2016年真题】
  A. 异烟肼   B. 利福平
  C. 乙胺丁醇   D. 吡嗪酰胺
  E. 对氨基水杨酸

1. 患者,男,40岁,因肺结核使用抗结核药后,四肢出现针刺感,导致这种症状的药物是(   )

2. 患者平日佩戴隐形眼镜,使用抗结核药后,导致患者隐形眼镜染色的药物是(   )

【考点提示】A、B。异烟肼可发生周围神经病(肌肉痉挛、四肢感觉异常、视神经炎、视神经萎缩等),尤其是嗜酒、糖尿病、肾脏疾病、营养不良的患者。有癫痫、嗜酒、精神病史者慎用。利福平常见不良反应有消化道症状(恶心、呕吐、食欲不振等),肝功能受损。服药后排泄物呈橘红色。

【B型题】(3~4题共用选项)【2015年真题】
  A. 吡嗪酰胺   B. 利福平
  C. 链霉素   D. 乙胺丁醇

E. 左氧氟沙星

　　3. 用药后有可能出现球后视神经炎的抗结核药是（　　）

　　4. 用药期间尿液可呈橘红色的抗结核药是（　　）

【考点提示】 D、B。乙胺丁醇推荐剂量（15~25mg/kg）用药时不良反应少见。不良反应有球后视神经炎（视力模糊、红绿色盲、视野受限），通常停药后可恢复；需要测定基线的视力和红绿分辨能力，定期评估。利福平常见不良反应有消化道症状（恶心、呕吐、食欲不振等），肝功能受损；服药后排泄物呈橘红色。

第十章 心血管系统常见疾病

第一节 高血压

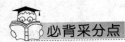
必背采分点

1. 原发性高血压又称**高血压病**，与遗传、环境有关，约占高血压患者的95%。

2. 高血压定义：未使用降压药物的情况下，收缩压**≥140mmHg 和（或）舒张压≥90mmHg**。

3. 原发性高血压多见于**中老年人**，起病隐匿，进展缓慢，病程常长达数年至数十年。

4. 高血压脑病的主要并发症是**卒中（脑出血和脑梗死）**。脑出血常在血压明显升高、波动及情绪激动、排便、用力等情况下发生。

5. 对于老年高血压患者，建议控制在 **＜150/90mmHg**。

6. 目前常用降压药物可归纳为五大类，即利尿剂、

β受体阻断剂、钙通道阻滞剂（CCB）、血管紧张素转换酶抑制剂（ACEI）和**血管紧张素Ⅱ受体拮抗剂(ARB)**。

7. 钙通道阻滞剂（CCB）以**二氢吡啶类钙通道阻滞剂**为基础的降压治疗方案可显著降低高血压患者脑卒中风险。

8. 临床上常用的非二氢吡啶类钙通道阻滞剂主要包括**维拉帕米和地尔硫䓬**两种药物，也可用于降压治疗，常见不良反应包括抑制心脏收缩功能和传导功能，有时也会出现牙龈增生。

9. ACEI类药物对于高血压患者具有良好的**靶器官保护**和心血管终点事件预防作用。

10. 用于控制血压的利尿剂主要是噻嗪类利尿剂，在我国常用**氢氯噻嗪**和吲达帕胺。

11. 吲达帕胺可明显减少**脑卒中**再发危险。

12. 噻嗪类利尿剂可引起**低血钾**。

13. 非选择性β受体阻断剂禁用于**哮喘**患者。

14. D-CCB加噻嗪类利尿剂联合治疗，可降低高血压患者**脑卒中**发生的风险。

15. 我国流行病学调查显示，60岁以上人群高血压患病率为**49%**。

16. 儿童青少年原发性高血压表现为轻、中度血压升高,通常没有明显的临床症状,与**肥胖**密切相关,近一半儿童高血压患者可发展为成人高血压。

17. 绝大多数儿童与青少年高血压患者通过**非药物治疗**即可达到血压控制目标。

18. 硫酸镁是治疗**严重先兆子痫**的首选药物。

19. 对于合并脑血管病者,降压治疗的目的是**减少脑卒中再发**。

20. 2型糖尿病往往较早就与高血压并存,往往同时还伴有肥胖和血脂代谢紊乱,属于心血管疾病高危群体。因此应该积极降压治疗,**ACEI或ARB**能有效减轻和延缓糖尿病肾病的进展,可作为首选。

21. 医院单次测量血压升高有可能是**白大衣高血压**,在家庭或社区的血压测量值很重要,对于部分患者还需要连续检测。

历年考题

【A型题】1. 患者,男,50岁,血压170/95mmHg,伴有双侧肾动脉狭窄,单药治疗控制血压效果不佳,宜选用的联合用药方案是( )【2015年真题】

A. 利尿剂 + ARB B. β受体阻滞剂 + ARB
C. 利尿剂 + CCB D. α受体阻滞剂 + ACEI
E. ACEI + CCB

【考点提示】 C。双侧肾动脉狭窄不能用 ACEI 或 ARB。

【A 型题】 2. 患者,男,68 岁,既往有高血压,双侧肾动脉狭窄,因水肿复诊。体征和实验室检查:血压 172/96mmHg,尿蛋白大于 2g/24h(正常值 <150mg/24h),血尿酸 416μmol/L(正常值 180~440μmol/L),血钾 6.1mmol/L(正常值 3.5~5.5mmol/L)。在已经服用氨氯地平的基础上,应考虑联合应用的抗高血压药是( )【2014 年真题】

A. 螺内酯　　　　　B. 依那普利
C. 卡托普利　　　　D. 呋塞米
E. 拉西地平

【考点提示】 D。目前一般主张血压控制目标值应 <140/90mmHg。对于合并糖尿病、慢性肾脏病、心力衰竭或病情稳定的冠心病高血压患者,尽管近期一些指导建议血压控制目标值 <130/80mmHg,但缺乏临床获益证据,所以仍建议这些人群的血压控制目标为 140/90mmHg。一般需要一种以上甚至三种药物方能使血压控制达标,首选 ACE/ARB,常与 CCB 小剂量利尿剂、β-B 联合应用,当血肌酐 >2mg/dL 时,推荐用袢利尿剂。双侧肾狭窄者禁用 ACEI。醛固酮受体阻断剂会使血钾升高。

【A型题】3. 为避免服用特拉唑嗪时发生"首剂现象",应注意首次日剂量不宜超过(　　)【2014年真题】

A. 1mg　　　　　　　B. 2mg
C. 4mg　　　　　　　D. 8mg
E. 16mg

【考点提示】A。α-受体阻断剂特拉唑嗪对严重肝、肾功能不全者慎用;为避免发生"首剂现象",首剂剂量一日不宜超过1mg,且最好在睡前服用。

【B型题】(4~5题共用选项)【2016年真题】

A. 硝苯地平　　　　　B. 卡托普利
C. 氢氯噻嗪　　　　　D. 普萘洛尔
E. 特拉唑嗪

4. 高血压伴前列腺增生患者适宜选用的药物是(　　)

5. 高血压伴痛风患者慎用的药物是(　　)

【考点提示】E、C。目前应用的是选择性$α_1$受体阻断剂(多沙唑嗪、阿夫唑嗪、特拉唑嗪)和高选择性$α_{1A}$受体阻断剂(坦索罗辛)。剂量适当的各种$α_1$受体阻断剂取得的疗效相似,可使 IPSS 评分降低 35%~40%。患者前列腺体积和年龄不影响 α_1 受体阻断剂的疗效。中长期疗效研究结果表明,α_1 受体阻断剂可维持至少 4 年以上的疗效。α_1 受体阻断剂的治疗优势在于数小时到数天后症状即有改善,不影响前列腺体积和血清前列腺特异抗原(PSA)水平。特拉唑嗪可引起体位性低血压、头晕、头痛、心悸、晕厥、逆向射精。

【B 型题】(6~7 题共用选项)【2015 年真题】

A. 对乙酰氨基酚　　B. 氯苯那敏
C. 含伪麻黄碱的复方制剂　D. 阿司匹林
E. 含可待因的复方制剂

6. 伴有高血压的患者应慎用的是(　　)
7. 反复应用可引起药物依赖的是(　　)

【考点提示】C、E。

【C 型题】(8~9 题共用题干)

患者,男,50 岁,高血压病史 3 年。期间先后用硝苯地平片和硝苯地平控释片控制血压,近日出差曾饮酒和饮用多种饮料,出现血压波动情况。【2015 年真题】

8. 关于本例患者对硝苯地平片和硝苯地平控释片的用法,正确的是(　　)

A. 控释片比普通片剂含量高，不宜嚼碎服用，不然会导致低血压
B. 控释片与普通片剂含量相同，可以固定时间替换服用
C. 控释片一般一日三次给药，与普通片给药次数相同
D. 控释片比普通片剂起效快，作用持续时间长
E. 控释片比普通片剂起效慢，血浆峰浓度高，容易发生头晕、注意力不集中、记忆减退、肢体麻木、夜尿增多、心悸、胸闷、乏力等

9. 该患者下列生活行为中，可能会导致硝苯地平血浆浓度升高的是（　　）

A. 饮酒　　　　　　B. 喝茶
C. 喝咖啡　　　　　D. 吸烟
E. 饮用葡萄柚汁

【考点提示】 A、E。略。葡萄柚汁对非洛地平普通片、缓释片、薄膜衣片均有影响，与尼索地平、尼莫地平、硝苯地平、普拉地平、尼卡地平等都有明显的相互作用，而对尼卡地平、尼群地平影响不显著，对氨氯地平无影响。

【C型题】（10～12题共用题干）

患者，男，64岁，身高174cm，体重92kg。既往有

高血压、高脂血症及心肌梗死病史，今日因反复胸闷就诊，临床处方，阿司匹林肠溶片、辛伐他汀片、特拉唑嗪片、氨氯地平片、曲美他嗪片、单硝酸异山梨酯注射液进行治疗。【2015年真题】

10. 该患者使用的药物中有协调降压作用的药物是（　　）

　　A. 特拉唑嗪片、氨氯地平片、阿司匹林肠溶片

　　B. 特拉唑嗪片、氨氯地平片、单硝酸异山梨酯注射液

　　C. 特拉唑嗪片、氨氯地平片、辛伐他汀片

　　D. 特拉唑嗪片、辛伐他汀片、阿司匹林肠溶片

　　E. 氨氯地平片、曲美他嗪片、单硝酸异山梨酯注射液

11. 该患者用药中，在首次用药、剂量增加或停药后重新用药时，应让患者平卧，以免发生眩晕而跌倒的药物是（　　）

　　A. 氨氯地平片　　　　B. 曲美他嗪片

　　C. 阿司匹林肠溶片　　D. 特拉唑嗪片

　　E. 辛伐他汀片

12. 关于本病例隔离用药指导意见的说法，错误的是（　　）

　　A. 应注意监护血压变化，防止血压过度降低

B. 患者使用抗血小板聚集药物时，应注意预防出血
C. 单硝酸异山梨酯能扩张血管引起头痛，即使可耐受也必须停药
D. 出现弥漫性肌痛或乏力，同时伴全身不适时，应及时就医
E. 口服阿司匹林肠溶片不要嚼碎服用或掰开服用

【考点提示】 B、D、C。可引起体位性低血压的药物如特拉唑嗪、多沙唑嗪等，服用后，患者由卧位坐起，或由坐位站起等从低位向高位的转换动作时均应缓慢，动作不能突然。单硝酸异山梨酯为内皮依赖性血管扩张剂，能减少心肌需氧和改善心肌灌注，从而减低心绞痛发作的频率和程度，增加运动耐量。每天用药时应注意给予足够的无药间期，以减少耐药性的发生。不良反应包括头痛、面色潮红、心率反射性加快和低血压等。

【X型题】 13. 服用后易致体位性低血压的药品有（　　）**【2014年真题】**
A. 肾上腺素　　　　B. 特拉唑嗪
C. 地塞米松　　　　D. 多沙唑嗪
E. 利血平

【考点提示】BDE。α 受体阻断剂哌唑嗪、布那唑嗪、多沙唑嗪、特拉唑嗪、乌拉地尔等,以及利血平,硝普钠可引起体位性低血压;糖皮质激素可引起高血压。

第二节 冠状动脉样硬化性心脏病

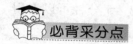

必背采分点

1. 冠状动脉粥样硬化性心脏病指冠状动脉发生粥样硬化引起管腔狭窄或闭塞,导致心肌缺血缺氧或坏死而引起的心脏病,简称冠心病(CHD),也称**缺血性心脏病**。

2. 冠心病是动脉粥样硬化导致器官病变的最常见类型,也是严重危害人类健康的常见病。本病多发于 40 岁以上成人,男性发病**早于**女性,经济发达国家发病率较高。

3. 冠心病可分为五种临床类型:无症状性心肌缺血型、**心绞痛型**、心肌梗死型、缺血性心肌病型、猝死型。

4. 心绞痛分为稳定型心绞痛和不稳定型心绞痛,不稳定型心绞痛和心肌梗死合称**急性冠脉综合征**。

5. 稳定型心绞痛其特点为**阵发性的前胸压榨性疼痛**或憋闷感觉,常发生于劳力负荷增加时,持续数分钟,休息或用硝酸酯类制剂后疼痛消失。

6. **经皮冠状动脉介入治疗(PCI)** 已成为冠心病治

疗的重要手段。

7. 急性冠状动脉综合征（ACS）是一组由急性心肌缺血引起的临床综合征，主要包括**不稳定型心绞痛（UA）**、非 ST 段抬高型心肌梗死（NSTEMI），以及 ST 段抬高型心肌梗死（STEMI）。

8. 硝酸酯类药物：心绞痛发作时，可**舌下含服**硝酸甘油，每次 0.5mg，必要时每间隔 3~5 分钟可以连用 3 次。

9. 除非有禁忌证，所有 UA/NSTEMI 患者均应尽早使用阿司匹林，首次口服非肠溶制剂或嚼服肠溶制剂 **300mg**，随后 75~100mg，qd，长期维持。

10. 抗凝治疗常规应用于中至高危的 UA/NSTEMI 患者，包括普通肝素、低分子肝素、**磺达肝癸钠**和比伐卢定。

11. 急性 ST 段抬高型心肌梗死（STEMI）是指**急性心肌缺血性坏死**，大多是在冠脉病变的基础上，发生冠脉血供急剧减少或中断，使相应的心肌严重而持久地急性缺血而致。

12. 急性 ST 段抬高型心肌梗死全身症状：发热、心动过速、白细胞增高和红细胞沉降率增快等，由坏死物质被吸收所引起。一般在疼痛发生后 **24~48 小时**出现，程度与梗死范围常呈正相关，体温一般在 38℃左右，很少达到39℃，持续约一周。

13. 急性ST段抬高型心肌梗死心律失常多发生在起病1~2天，而以24小时内最多见，可伴乏力、头晕、晕厥等症状。各种心律失常中以**室性心律失常**最多见。

14. 心力衰竭主要是**急性左心衰竭**，可在起病最初几天内发生，或在疼痛、休克好转阶段出现，为梗死后心脏舒缩力显著减弱或不协调所致，发生率约为40%。

15. STEMI特征性改变为：ST段抬高呈**弓背向上型**，宽而深的Q波（病理性Q波）及T波倒置。

16. **凝血酶**使纤维蛋白原转变为纤维蛋白是最终形成血栓的关键环节。

17. 新型的选择性纤溶酶原激活剂（仅作用于血栓部位）包括替奈普酶、阿替普酶和**瑞替普酶**。

18. 关于溶栓药物的选择，与非选择性纤溶酶原激活剂（尿激酶和链激酶）作用于全身相比，建议优先选用**选择性纤溶酶原激活剂**。

19. LDL-C是降脂治疗的首要目标，首选**他汀类药物**。

20. 一旦怀疑急性冠心病发作，立即嚼服**阿司匹林**300mg，舌下含服硝酸酯类，打急救电话120。同时密切注意血压、心率、心律的变化。

药学综合知识与技能

历年考题

【A型题】1. 患者,男,70岁。两周前因缺血性脑卒中入院治疗,经积极治疗,病情显著缓解后出院,目前无其他伴随疾病,为进行心脑血管事件的二级预防,应首选的药物是( )【2016年真题】

A. 肝素　　　　　　　　B. 氯吡格雷
C. 阿司匹林　　　　　　D. 利伐沙班
E. 噻氯匹啶

【考点提示】C。ABCDE方案对于指导二级预防有帮助,A指阿司匹林和ACEI,B指β受体阻断剂,C指控制胆固醇和戒烟,D指控制饮食和糖尿病,E指健康教育和运动。

【A型题】2. 冠状动脉粥样硬化心脏病的患者,如没有用药禁忌证,欲服用阿司匹林作为一级预防,最佳剂量范围是( )【2015年真题】

A. 25~50mg/d　　　　　B. 25~75mg/d
C. 75~150mg/d　　　　 D. 150~300mg/d
E. 300~500mg/d

【考点提示】D。推荐剂量阿司匹林150~300mg/d,4周后改为预防剂量75~150mg/d。

【A 型题】3. 阿司匹林用于心脑血管不良事件二级预防的适宜剂量是（　　）【2014年真题】

A. 50mg/d
B. 75~150mg/d
C. 300mg/d
D. 500mg/d
E. 1500mg/d

【考点提示】B。对所有冠心病或缺血性脑卒中者均应长期服用阿司匹林75~150mg/d作为二级预防。

【B 型题】(4~7题共用选项)【2014年真题】

A. 阿司匹林
B. 叶酸
C. 阿托伐他汀
D. 呋塞米
E. 布地奈德

4. 对合并同型半胱氨酸血症的高血压患者提倡联合应用（　　）

5. 可逆转动脉粥样硬化，对合并缺血性心脏病的高血压患者提倡联合应用（　　）

6. 对合并血栓高危的高血压患者，为进行一、二级预防提倡联合应用（　　）

7. 对高血压肾病患者，在应用血管紧张素转换酶抑制剂的基础上联合应用（　　）

【考点提示】B、C、A、D。伴同型半胱氨酸血升高的高血压者（H型高血压），需同时考虑控制血压和同型单胱氨酸血水平,适量补充叶酸与维生素 B_6 和 B_{12}。他汀类药在调节血脂外,尚可改善内皮功能、抗炎、抗氧化、抑制血小板活化、抑制血管平滑肌细胞增殖,逆转动脉硬化,降低心血管事件发生率和全因死亡率。对偶有无禁忌证的心血管病高危者(心绞痛、动脉硬化、短暂性脑缺血等)应作"心血管事件"的一级预防,口服阿司匹林75~150mg/d(但必须控制血压在135/85mmHg以下);对阿司匹林有禁忌证患者可服氯吡格雷75mg/d。高血压合并肾病(包括糖尿病肾病)应严格控制血压(<130/80mmHg),当尿蛋白>1g/d时,血压目标应<125/75mmHg;并尽可能将尿蛋白降至正常。一般需要一种以上,甚至三种药物方能使血压控制达标,首选ACEI/ARB,常与CCB、小剂量利尿剂、β-B联合应用。

第三节 血脂异常

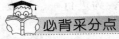

必背采分点

1. 血脂异常是指血浆中脂质的异常,通常指血浆中胆固醇和(或)甘油三酯(TG)升高,也包括**高密度脂蛋白胆固醇降低**。

2. 临床上检测血脂的项目较多,基本检测项目为血清总胆固醇（TC）、**甘油三酯（TG）**、高密度脂蛋白胆固醇（HDL-C）和低密度脂蛋白胆固醇（LDL-C）。

3. TC 是指血液中各脂蛋白所含**胆固醇**之总和。

4. TC 水平常随年龄而上升，但到 70 岁后不再上升甚或有所下降，中青年期女性**低于**男性，女性绝经后 TC 水平较同年龄男性高。

5. 临床上所测定的 TG 是血浆中**各种脂蛋白**所含 TG 的总和。

6. TG 水平也受遗传和**环境因素**的双重影响。

7. 基础研究证实，HDL 能将外周组织如血管壁内胆固醇转运至肝脏进行分解代谢，提示 HDL 具有**抗动脉粥样硬化**作用。

8. LDL-C 浓度基本能反映**血液 LDL 总量**。

9. 纠正血脂异常的目的在于降低缺血性心血管疾病（冠心病和缺血性脑卒中）的患病率和死亡率。TC、LDL-C 和 TG 增高是冠心病的危险因素，其中以 **LDL-C** 最为重要，而 HDL-C 则被认为是冠心病的保护因素。

10. 他汀类药物是目前临床上最重要、应用最广的调脂药物。主要制剂和日剂量范围为：洛伐他汀 10~80mg，辛伐他汀 5~40mg，普伐他汀 10~40mg，氟伐他汀 10~40mg，阿托伐他汀 10~80mg，瑞舒伐他汀 10~20mg。除阿托伐他汀和**瑞舒伐他汀**可在任何时间服药外,其余制剂均为每晚顿服。

11. 贝特类最好在**清晨**服用,而他汀类在夜间服用,主要是因为人体合成胆固醇在夜间最活跃。

12. 苯氧芳酸类(贝特类)可促进 TG 分解及胆固醇的**逆向转运**。主要降低血清 TG,也可在一定程度上降低 TC 和 LDL-C,升高 HDL-C。

13. 苯氧芳酸类(贝特类)适应证为**高三酰甘油血症**和以三酰甘油升高为主的混合型高脂血症。

14. 烟酸类属 B 族维生素,用量较大时有调节血脂作用,可能与抑制脂肪组织脂解和减少肝脏中胆固醇合成和分泌有关。

15. 胆酸螯合剂(树脂类)在肠道内与胆酸不可逆结合,阻碍胆酸的肠肝循环,促使胆酸随粪便排出,阻断其胆固醇的重吸收。适应证为高胆固醇血症和**以胆固醇升高为主的混合型高脂血症**。

16. 依折麦布常用剂量为**10mg**,qd。不良反应少,偶有胃肠道反应、头痛、肌肉疼痛及转氨酶升高。

17. 普罗布考通过渗入到脂蛋白颗粒中影响脂蛋白代谢,而产生**调脂作用**。

18. 高胆固醇血症首选**他汀类**,如单用他汀类不能使血脂达到治疗目标值可加用依折麦布或胆酸螯合剂,强化降脂作用,但联合用药的临床证据仍然较少。

19. 高三酰甘油血症首选**贝特类**。

20. 混合型高脂血症一般首选他汀类，以降低 TC 与 LDL-C；但当血清 TG≥5.65mmol/L（500mg/dL）时，应首先降低 TG，以避免发生急性胰腺炎的危险，此时首选**贝特类**。

历年考题

【B 型题】（1~2 题共用选项）【2015 年真题】

A. 洛伐他丁　　　　　B. 辛伐他丁
C. 阿托伐他丁钙　　　D. 依折麦布
E. 非诺贝特

1. 高三酰甘油血症患者应首选的药物是(　　)
2. 中成药血脂康中含有的化学成分是(　　)

【考点提示】E、A。高三酰甘油血症首选贝特类，也可选用烟酸类和 ω-3 脂肪酸制剂。对于重度高 TG 血症可联合应用贝特类和 ω-3 脂肪酸制剂。中成药血脂康由特制红曲发酵而来，每粒胶囊含洛伐他汀 2.5mg 及不饱和脂肪酸等成分，适用于轻-中度胆固醇升高、TG 轻度升高及高密度脂蛋白胆固醇降低、血脂水平边缘升高或不高的冠心病患者，高危患者的调脂治疗，其他他汀类不能耐受的血脂异常患者。

药学综合知识与技能

【C型题】(3～6题共用题干)

患者，女，51岁，体检时发现血压160/105mmHg，糖耐量试验餐后2小时血糖为9.56mmol/L（参考值范围<7.8mmol/L），甘油三酯1.2mmol/L（参考值范围0.56～1.70mmol/L），总胆固醇6.26mmol/L（参考值范围<5.2mmol/L），低密度脂蛋白胆固醇4.85mmol/L（参考值范围2.1～3.1mmol/L），高密度脂蛋白胆固醇为20mmol/L（参考值范围1.2～6.5mmol/L），肌酐60μmol/L（参考值范围45～84μmol/L）。蛋白尿：++。临床诊断为高血压、高脂血症、糖耐量异常。

【2015年真题】

3. 该患者宜选用的抗高血压药是（　　）

   A. 氢氯噻嗪　　B. 复方利血平
   C. 依那普利　　D. 特拉唑嗪
   E. 螺内酯

【考点提示】 C。ACEI单用降压作用明确，对糖脂代谢无不良影响。限盐或加用利尿剂可增加ACEI的降压效应。尤其适用于伴慢性心力衰竭、心肌梗死后伴心功能不全、糖尿病肾病、非糖尿病肾病、代谢综合征、蛋白尿或微量白蛋白尿患者。

4. 该患者首选的调节血脂药是（　　）

   A. 依折麦布　　B. 普罗布考

C. 非诺贝特   D. 阿托伐他汀

E. 多烯酸乙酯

【考点提示】D。他汀类主要降低血清 TC 和 LDL-C，也在一定程度上降低 TG，轻度升高 HDL-C 水平。适应证为高胆固醇血症和以胆固醇升高为主的混合型高脂血症。

5. 应告知患者用药过程中可能出现的不良反应是(　　)

A. 踝关节水肿   B. 牙龈出血

C. 心悸   D. 便血

E. 干咳

【考点提示】E。最常见不良反应为持续性干咳，多见于用药初期，症状较轻者可坚持服药，不能耐受者可改用 ARB。其他不良反应有低血压、皮疹，偶见血管神经性水肿及味觉障碍。ACEI 及 ARB 类药物与留钾利尿剂、补钾剂、含钾替代盐合用及有肾功能损害者，可能出现高钾血症。长期应用有可能导致血钾升高，应定期监测血钾和血肌酐水平。禁忌证为双侧肾动脉狭窄、高钾血症及妊娠期妇女。

6. 对该患者健康教育的说法，错误的是(　　)

A. 控制体重   B. 不必限盐

C. 适当运动   D. 减少脂肪摄入

E. 戒烟限酒

【考点提示】B。限盐摄入。膳食中约80%钠盐来自烹调用盐和各种腌制品,所以应减少烹调用盐,每人每日食盐量不超过6g。

第四节 心力衰竭

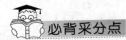

1. 心力衰竭（HF）主要表现为呼吸困难、体力活动受限和**体液潴留**。

2. 心力衰竭可分为急性心力衰竭及慢性心力衰竭,也可分为收缩性心力衰竭及**舒张性心力衰竭**。

3. **慢性心力衰竭**是心血管疾病的终末期表现和最主要死因。

4. 心力衰竭患者4年死亡率达50%。**冠心病、高血压**是慢性心力衰竭的最主要病因。

5. 左心衰竭以肺循环瘀血及**心排血量降低**为主要表现。

6. **劳力性呼吸困难**是左心衰竭最早出现的症状。

7. 夜间阵发性呼吸困难:患者入睡后突然因憋气而惊醒,被迫取坐位,重者可有哮鸣音,称为"**心源性哮**

喘",多于端坐休息后缓解。

8. 左心衰竭咳嗽、咳痰是肺泡和支气管黏膜瘀血所致,开始常于夜间发生,坐位或立位时咳嗽可减轻,<u>白色浆液性泡沫状痰</u>为其特点,偶可见痰中带血丝。

9. 急性左心衰发作时可出现<u>粉红色泡沫样痰</u>。

10. 右心衰竭以<u>体循环瘀血</u>为主要表现。

11. 美国纽约心脏病学会(NYHA)的心功能分<u>4级</u>。

12. Ⅰ级:心脏病患者日常活动量<u>不受限制</u>,一般活动不引起乏力、呼吸困难等心衰症状。

13. Ⅱ级:心脏病患者体力活动<u>轻度受限</u>,休息时无自觉症状,一般活动下可出现心衰症状。

14. Ⅲ级:心脏病患者体力活动<u>明显受限</u>,低于平时一般活动即引起心衰症状。

15. Ⅳ级:心脏病患者不能从事任何体力活动,休息状态下也存在心衰症状,活动后加重。

16. 强心苷类正性肌力药:可显著缓解<u>轻-中度</u>收缩性心衰患者的临床症状,改善生活质量,提高运动耐量,减少住院率,但对生存率无明显改变。

17. <u>利尿剂</u>是心力衰竭治疗中改善症状的基石,是心衰治疗中唯一能够控制体液潴留的药物,但不能作为单一治疗。

18. **ACEI** 通过改善血流动力学,降低心衰患者神经-体液代偿机制的不利影响,改善心室重塑;早期足量应用除可缓解症状,还能延缓心衰进展,降低死亡率。

19. 噻嗪类利尿剂:**轻度心力衰竭**可首选,12.5~25mg,qd 起始,逐渐加量,可增至每日 75~100mg,分 2~3 次服用,常与保钾利尿剂合用。

20. 留钾利尿剂常用的有氨苯蝶啶和阿米洛利。**电解质紊乱**是利尿剂长期使用最常见的不良反应,特别是低血钾或高血钾均可导致严重后果,应注意监测。

21. 毛花苷丙、毒毛花苷 K 均为快速起效的静脉注射用制剂,适用于**急性心力衰竭**或慢性心衰加重时。

22. 肥厚型心肌病患者可能使原有的血流动力学障碍加重,禁用**强心苷类**。

23. 强心苷类中毒表现中,最重要的表现为**各类心律失常**。

24. 强心苷类中毒的风险因素:地高辛血药浓度 **>2.0ng/mL** 易发生强心苷类中毒,但在心肌缺血、缺氧及低血钾、低血镁、甲状腺功能减退的情况下则中毒剂量更小。

历年考题

【A 型题】1. 需要进行治疗药物监测的情况是

(　　)【2014年真题】
   A. 应用头孢拉定治疗扁桃体炎
   B. 应用氨氯地平治疗高血压
   C. 应用地高辛治疗心力衰竭
   D. 应用格列吡嗪治疗糖尿病
   E. 应用对乙酰氨基酚治疗发热

【考点提示】C。不同地高辛制剂的生物利用度不同,当患者在剂型转换时,很多药物互相作用和一些临床条件能改变地高辛的药代动力学或改变患者对其毒性作用的易感性,因此地高辛需要进行治疗药物监测。

【B型题】(2~3题共用选项)【2014年真题】
   A. 卡维地洛　　　B. 氢氯噻嗪
   C. 呋塞米　　　　D. 比索洛尔
   E. 地高辛

2. 患者心力衰竭症状加重而发生水钠潴留时,应选用的利尿剂是(　　)

3. 患有轻度液体潴留,伴高血压而肾功能正常的心力衰竭患者,应选用的利尿剂是(　　)

【考点提示】C、B。常用利尿剂有袢利尿剂和噻嗪类两种。袢利尿剂增加尿钠排泄和游离水清除的作用较强,作用于肾远曲小管的噻嗪类上述作用则较弱,且在中度肾功能损害（肌酐清除率30mL/min）时将失效，因此，袢利尿剂如呋塞米或托拉塞米是多数心力衰竭患者的首选药，适用于有明显液体潴留或伴肾功能受损的患者。呋塞米的剂量与效应呈线性关系，故剂量不受限制。噻嗪类仅适用于有轻度液体潴留、伴有高血压而肾功能正常的心力衰竭患者，氢氯噻嗪100mg/d已达最大效应，再增量亦无益。

【B型题】（4~8题共同选项）【2014年真题】

　　A. 心脏毒性（折返心率和传导阻滞）

　　B. 肺毒性（间质性肺炎）

　　C. 血液毒性（骨髓造血功能障碍）

　　D. 耳毒性（耳聋）

　　E. 肾毒性（血肌酐升高）

　4. 抗心律失常药胺碘酮可致的主要用药风险是（　　）

　5. 抗心力衰竭药地高辛可致的主要用药风险是（　　）

　6. 抗排异药环孢素可致的主要用药风险是（　　）

【考点提示】B、A、E。肺损害是胺碘酮最重要的不良反应。应用地高辛时应注意剂量和改变其分布的因素，主要不良反应包括心律失常（如异位和折返心律以及传导阻滞)、胃肠道症状(厌食、恶心、呕吐)、神经系统症状(视觉障碍、定向障碍和意识错乱)。环孢素的不良反应：肾毒性，个体差异大。

第五节　心房颤动

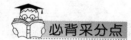

1. 房颤可致心室律（率）紊乱、心功能受损和**心房附壁血栓**形成。

2. 阵发性房颤：持续时间**≤7天**，能自行终止。

3. 持续性房颤：持续时间**>7天**，非自限性。

4. 长期持续性房颤：持续时间**≥1年**，患者有转复愿望。

5. 房颤时心房有效收缩消失，心排血量比窦性心律时**减少达25%**或更多。

6. 心室率超过**150次/分**，患者可发生心绞痛与充血性心力衰竭。

7. 心房颤动心电图表现：P波消失，代之以小而不规则的基线波动，称为**f波**，频率350~600次/分；心室率极不规则，通常在100~160次/分；QRS波形态通常正常。

8. 转复房颤的药物有胺碘酮、普罗帕酮、**多非利特**、依布利特等。

9. 静脉注射胺碘酮转复房颤的成功率为**34%~69%**，常用剂量为3~7mg/kg。

10. 普罗帕酮口服后2~6小时起效，静脉注射起效快。对近期发生的房颤口服600mg后，57%~83%可转复为**窦性心律**。

11. 维持窦律的常用药物有胺碘酮、多非利特、普罗帕酮、**β受体阻断剂（如索他洛尔）**等。

12. 对阵发性和持续性房颤，**胺碘酮**维持窦律的疗效优于Ⅰ类抗心律失常药和索他洛尔。

13. 对于有明显症状或伴有血流动力学变化的快速房颤，可给予去乙酰毛花苷**0.2~0.4mg**溶于5%葡萄糖20mL中缓慢静注，至心室率达到满意程度，需要注意的是去乙酰毛花苷对于预激综合征伴房颤要慎用。

第六节 深静脉血栓形成

必背采分点

1. 深静脉血栓形成（DVT）是指血液在深静脉内不正常凝结引起的病症，多发生于**下肢**，血栓脱落可引起肺栓塞。

2. 深静脉血栓形成（DVT）体征有血栓远端肢体肿胀，重症可呈青紫色，系静脉内淤积的还原血红蛋白所致，称之为**蓝色炎性疼痛症**。

3. 深静脉血栓形成（DVT）体征，有时髂、股深静脉血栓形成后腿部明显水肿，使组织内压超过微血管灌注压而导致局部皮肤发白，称之为**白色炎性疼痛症**。

4. 治疗DVT的主要目的是**预防肺栓塞**，特别是病程早期，血栓松软与血管壁粘连不紧，极易脱落，应采取积极的治疗措施。

5. 如因出血倾向而不宜用抗凝治疗者，或深静脉血栓进展迅速、已达膝关节以上者，预防肺栓塞可用经皮穿刺做**下腔静脉滤器放置术**。

6. 防止血栓增大，并可启动**内源性溶栓**过程。

7. 目前研究表明，新型抗凝药物在DVT的预防和治疗方面的疗效不劣于或优于**低分子肝素**和华法林，出血发生率低，可以作为华法林的替代药物治疗。

8. 使用抗凝治疗时，应尽量避免**肌内注射**，以避免形成血肿。

第十一章 神经系统常见疾病

第一节 缺血性脑血管病

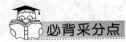

1. 在全球十大死亡原因中心脑血管病占首位,每10名死者中有1位死于心脑血管病,其中缺血性心脏病约占60%,<u>脑血管病约占40%</u>。

2. 在我国,估算每年新发脑卒中约200万人,每年死于<u>脑血管病</u>约150万人,是致残的首要疾病。

3. 缺血性脑血管病约占脑血管病的80%,包括短暂性脑缺血发作(TIA)和缺血性脑卒中,也称<u>脑梗死</u>。

4. 缺血性脑血管病<u>老年人</u>高发,男多于女。

5. 短暂性脑缺血发作持续时间短暂,一般10~15分钟,多在<u>1小时</u>内,最长不超过1天。

6. 对缺血性脑血管病,尤其是反复发生缺血性脑血管病的患者应首先考虑选用<u>抗血小板药物</u>。

7. 血管壁病变、血液成分和**血流动力学改变**是引起脑梗死的原因。

8. 来源于心脏和颈动脉的**栓子**也是脑梗死的原因之一。

9. 脑梗死的诊治重在**抢时间**，以减少脑组织坏死，减少失能率。

10. 缺血性脑卒中多于**静息时（如夜间）**急性起病。

11. 脑梗死的治疗按病程可分为急性期（1个月）、恢复期（大于1个月，小于6个月）和**后遗症期（大于6个月）**。

12. 恢复期以**康复锻炼，改善功能**为目标，并进行心脑血管疾病的二级预防。

13. 缺血性脑卒中发病3小时内应用**重组组织型纤溶酶原激活物阿替普酶（rt-PA）**的静脉溶栓疗法，不仅显著减少了患者死亡及严重残疾的危险性，而且还大大改善了生存者的生活质量。

14. 溶栓治疗者，阿司匹林等抗血小板药物应在溶栓**24小时**后开始使用。

15. 抗凝治疗的目的主要是防止**缺血性卒中的早期复发**、血栓的延长及防止堵塞远端的小血管继发血栓形成，促进侧支循环。

16. 对于不适合溶栓并经过严格筛选的脑梗死患者，

可选用**降纤治疗**。

第二节　出血性脑血管病

必背采分点

1. 脑血管疾病按脑的病理改变可分为缺血性脑血管病和**出血性脑血管病**。

2. 出血性脑血管病包括脑出血（ICH）和**蛛网膜下腔出血（SAH）**，发病率、致残率、死亡率也很高。

3. 脑出血是指原发性非外伤性脑实质内出血，也称**出血性脑卒中**。在我国可占到20%～30%。

4. 脑出血急性期病死率为**30%～40%**，是急性脑血管病中最高的。在脑出血中，大脑半球出血约占80%，脑干和小脑出血约占20%。

5. 脑出血急性起病，冬春季多发，表现为突发出现**局灶性神经功能缺损症状**，常有头痛、呕吐，可伴血压增高、意识障碍和脑膜刺激征。

6. 脑出血临床表现的轻重取决于**出血量和出血部位**。

7. 在老年患者中，脑出血的另一个常见原因是**脑淀粉样血管病**，表现为皮质、皮质下、脑叶瘀点状出血灶，出血常具反复性和多发性，表现为认知功能障碍。

对于这类患者的识别很重要,因为抗凝或抗血小板药物反而会加重病情。

8. 对于脑出血,**头颅 CT 检查**是最有效、最迅速的诊断方法。

9. 原发性蛛网膜下腔出血指脑底部或脑表面血管破裂后,血液流入蛛网膜下腔。年发病率为 **5~20/10 万**。

10. 原发性蛛网膜下腔出血的常见病因是**颅内动脉瘤(50%~85%)**,其次为脑血管畸形、高血压、动脉硬化,也可见于动脉炎、烟雾病、结缔组织病、血液病、颅内肿瘤及抗凝治疗并发症等。

11. 原发性蛛网膜下腔出血临床表现主要取决于出血量、积血部位、**脑脊液循环受损程度**。

12. 原发性蛛网膜下腔出血多在**激动或用力**等情况下急骤发病。

13. 原发性蛛网膜下腔出血主要表现为**突发剧烈头痛**,持续不能缓解或进行性加重;多伴有恶心、呕吐;可有短暂意识障碍及烦躁、谵妄等精神症状,少数出现癫痫发作。

14. 脑出血一般应卧床 2~4 周,蛛网膜下腔出血应**绝对卧床 4~6 周**,避免情绪激动及血压升高。

15. 脑出血内科治疗中降低颅内压,首先以**高渗脱水药**为主,注意尿量、血钾及心肾功能。可酌情选用呋塞米。

16. 脑出血时不急于降血压，**应先降颅内压**，再根据血压情况决定是否进行降血压治疗。

17. 血压**≥200/110mmHg**时，在降颅压的同时可慎重平稳降血压治疗，使血压维持在略高于发病前水平或180/105mmHg左右；血压降低幅度不宜过大。

18. **收缩压<165mmHg**或舒张压<95mmHg，不需降血压治疗。

19. 蛛网膜下腔出血在去除疼痛等诱因后，如果收缩压**>180mmHg**，可在血压监测下使血压下降，保持收缩压在160mmHg以下可降低再出血风险。

20. 蛛网膜下腔出血患者宜早期使用**钙通道阻滞剂**。

21. 蛛网膜下腔出血患者，早期常用**尼莫地平**40~60mg，每日4~6次，疗程3周，必要时可静脉使用，应注意其低血压等不良反应。

22. 急性期**绝对卧床**休息，定期翻身，防止压疮。

23. 有昏迷、吞咽困难患者予鼻饲流食；尚能进食者吃流食或半流食，喂食不宜过多过急；抬高床头；病情平稳后可进普通饮食，限盐**2~5g/d**，保证充足水量和补充膳食纤维，防止大便干燥。

历年考题

【A型题】下列关于脑梗死急性期药物治疗的说法，

正确的是( )【2015年真题】

  A. 急性脑梗死的溶栓治疗时间窗是48小时
  B. 血小板计数<100×10⁹/L时应禁用溶栓药
  C. 甘油果糖脱水作用较甘露醇强且快
  D. 应在使用溶栓药的同时联合使用阿司匹林
  E. 应在使用溶栓药的同时联合使用抗凝药

【考点提示】B。对于既往有颅内出血,近2周进行过大的外科手术,近1周内有不可压迫部位的动脉穿刺,近3个月有脑梗死或心肌梗死史,严重心、肾、肝功能不全或严重糖尿病者,体检发现有活动性出血或外伤(如骨折)的证据,已接受抗凝治疗,血小板计数<$100×10^9$/L,血糖<2.7mmol/L,收缩压>180mmHg,或舒张压>100mmHg,妊娠,不合作患者禁用。溶栓治疗者,阿司匹林等抗血小板药物应在溶栓24小时后开始使用。溶栓后24小时内不主张使用抗凝治疗。

第三节 癫 痫

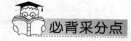

1. 我国癫痫终生患病率为**4.4‰~7‰**,发病年龄有两个高峰,分别为10岁以前和60岁以后。

2. 癫痫发作大多具有**短时、刻板和反复**发作的特点。

3. 癫痫可有失神发作（短暂意识丧失、停止活动、颤动、手持物品跌落）、肌肉失去张力或痉挛、体感异常等。**昼夜脑电图监测**有助于诊断和分型。

4. **1 岁以内、65 岁以上**患者的癫痫持续状态发病率最高。

5. 在癫痫持续状态中，80% 为**惊厥持续状态**，如持续超过 30 分钟会造成全身及神经系统损害，病死率达 10%~12%。

6. 癫痫应遵循**单药治疗**原则。

7. 癫痫主要的治疗方法为应用**抗癫痫药**控制发作。

8. 经过正规的抗癫痫药物治疗，**80%** 的患者可以完全缓解，其余的在适应证明确、癫痫灶定位确切的情况下，可以考虑外科治疗。

9. 全面性发作临床上表现为意识丧失、抽搐、强直、阵挛、昏睡的过程，可**口吐白沫**、二便失禁，可能出现继发伤害。

10. **一线抗癫痫药物**有卡马西平、丙戊酸钠、苯妥英钠等。

11. **二线抗癫痫药物**有奥卡西平、托吡酯、拉莫三嗪、左乙拉西坦等。

12. **局灶性发作**应用卡马西平（或奥卡西平）、丙戊酸钠、托吡酯、拉莫三嗪、左乙拉西坦等。

13. **全面性发作**应用丙戊酸钠、卡马西平、苯妥英钠、苯巴比妥、托吡酯、拉莫三嗪、左乙拉西坦等。

14. 发现癫痫发作患者，应立即上前扶住患者，尽量使其**慢慢躺下**，以免跌伤。

15. 若患者已完全倒地，可将其缓缓拨正到仰卧位，同时小心地将其**头偏向一侧**，以防误吸。

16. 注意心脏、呼吸情况。抽搐后呼吸未能及时恢复应做**人工呼吸**。

17. 尽快送医院抢救。入院后控制癫痫发作，防治脑水肿及其他潜在并发症，处理酸中毒。原则：采取静脉用药，一般不用肌内注射，婴儿可以直肠用药。一次用足够剂量达到完全控制发作的目的，切忌少量多次重复用药；首选**苯二氮䓬类**药物。

18. 药物选择：成人**地西泮** 10～20mg 静脉注射（每分钟不超过 2～5mg），可使 85% 的患者在 5 分钟内控制发作，儿童为 0.1～1.0mg/kg，应注意静脉注射速度过快可抑制呼吸。如无效可于 20 分钟后再用同一剂量。

19. 癫痫也可用苯妥英钠，用量为 20mg/kg，静脉注射，速度不应过快，应低于 **50mg/min**，可在 10～30

药学综合知识与技能

分钟内使41%~90%的患者控制发作。应同时监测血压及心电图。

20. **20%** 的癫痫患者药物治疗无效时,可以考虑外科治疗。

21. 育龄期妇女酌情选用卡马西平(或奥卡西平)、拉莫三嗪;孕前3个月和孕初3个月每日加用**叶酸5mg**。

历年考题

【A型题】治疗癫痫持续状态,首选的药物是( )【2016年真题】

A. 注射用丙戊酸钠　　B. 卡马西平片

C. 苯巴比妥片　　　　D. 苯妥英钠片

E. 地西泮注射液

【考点提示】E。苯二氮䓬类药物包括地西泮(安定)、氯氮䓬(利眠宁)、硝西泮(硝基安定)、艾司唑仑(舒乐安定)等。癫痫持续状态的治疗原则:采取静脉用药,一般不用肌内注射,婴儿可以直肠用药。一次用足够剂量达到完全控制发作的目的,切忌少量多次重复用药;首选苯二氮䓬类药物。药物选择:成人地西泮10~20mg,静脉注射(每分钟不超过2~5mg),可使85%的患者在5分钟内控制发作;儿童为0.1~1.0mg/

kg，应注意静脉注射速度过快可抑制呼吸。如无效可于20分钟后再用同一剂量。也可用苯妥英钠，用量为20mg/kg，静脉注射，速度不应过快，应低于50mg/min，可在10~30分钟内使41%~90%的患者控制发作。应同时监测血压及心电图。

第四节　帕金森病

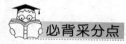
必背采分点

1. 帕金森病（PD），也称震颤麻痹，是一种常见的**中老年神经系统变性疾病**，我国65岁以上帕金森病标化患病率为1.66%。

2. 震颤特征性的表现是**静止性震颤**，搓丸样，也可为摆动样或姿势性或运动性震颤。

3. **步态异常**是帕金森的最突出表现。

4. 帕金森的步态异常，表现为下肢拖曳、蹭地，上肢摆动减少，步幅小，越走越快，称为**"慌张步态"**。

5. 平衡障碍：患者站立或行走时不能维持身体平衡，或在突然发生姿势改变时不能做出反应（姿势反射障碍），是**中晚期**的症状。

6. 非运动症状：如便秘、血压低等植物神经功能受损,嗅觉丧失,可以在 PD **初期**出现。

7. 帕金森药物治疗坚持**"low"和"slow"**原则,从小剂量开始,缓慢滴定增量。

8. 老年(≥65岁)患者,或伴认知障碍,首选**复方左旋多巴**,必要时可加用 DR 激动剂、MAO-B 抑制剂或 COMT 抑制剂。

9. 帕金森手术方法主要有**神经核毁损术**和脑深部电刺激术(DBS),DBS 因其相对无创、安全和可调控性而作为主要选择。

10. 帕金森以**药物**为主要的治疗方式。

11. **一级预防**:避免接触杀虫剂、锰、一氧化碳等;防止脑动脉硬化,治疗高血压、糖尿病和高脂血症;避免或减少应用奋乃静、利血平、氯丙嗪等药物。

12. **二级预防**:早期发现、早期诊断、早期治疗。

13. **三级预防**:运动可防止和推迟关节强直和肢体挛缩,注意直立性低血压,晚期卧床患者防止关节固定、压疮、坠积性肺炎。

14. 肉类蛋白质中某些氨基酸会影响左旋多巴作用,应限制摄入,早中餐低蛋白饮食,以碳水化合物为主;应避免同时进食蛋白质类食物,应间隔 2~3 小时。**蚕豆**可延长左旋多巴作用时间。

神经系统常见疾病 第十一章

历年考题

【A 型题】1. 患者，男，60 岁。呈典型的"面具脸""慌张步态"及"小字症"表现，确诊为帕金森病，患者同时患有闭角型青光眼，不宜选用的治疗帕金森病的药物是（　　）【2016 年真题】

A. 左旋多巴　　　　　B. 普拉克索
C. 多奈哌齐　　　　　D. 司来吉兰
E. 金刚烷胺

【考点提示】A。左旋多巴的禁忌证是活动性消化溃疡、闭角型青光眼、精神病。

【A 型题】2. 患者，男，70 岁，右手抖动和行走缓慢 3 个月，经过神经科检查后诊断为帕金森病。既往前列腺肥大史 3 年，临床上对该患者不宜选用（　　）【2015 年真题】

A. 苯海索　　　　　　B. 左旋多巴
C. 多巴丝肼　　　　　D. 司来吉兰
E. 金刚烷胺

【考点提示】A。苯海索为抗胆碱药。

第五节 痴 呆

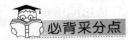

1. 根据认知损害程度定义为痴呆和**轻度认知功能损害（MCI）**。

2. 痴呆是指**获得性记忆力下降**，并且至少伴有一种或多种认知功能（如语言、视觉－空间定向力、执行能力）下降，且对日常生活产生影响。

3. MCI 是指患者有记忆或认知损害，对日常能力**无明显影响**，未达到痴呆的程度。

4. MCI 是痴呆的高危人群，发展成痴呆的危险性是正常老年人的**10 倍**，部分 MCI 患者是痴呆的前期阶段。

5. **阿尔茨海默病（AD）**是最常见的痴呆，约占 60%。

6. **血管性痴呆（VD）**是第二位痴呆常见病因，占总病例数的 15%～25%，有部分与 AD 共病。

7. 阿尔茨海默病的临床表现起病隐匿，首先表现为记忆力逐渐下降，不能记住**新的信息**。

8. AD 的分期：**AD－MCI（轻度认知功能障碍）**、AD 早期（轻度功能障碍，出现症状第 1～3 年）、AD 中期（中度功能障碍，出现症状第 2~8 年）、AD 晚期（严重功能障碍，出现症状第 6~12 年）。

9. 除了认知功能异常，在 AD 中期患者也常有精神行为症状，20% 的 AD 患者会有错觉（怀疑别人偷东西、配偶不忠等）、幻觉（看到或听到实际上不存在的东西或声音）；40% 的 AD 患者有抑郁；80% 的 AD 患者会出现**兴奋或攻击性**行为。

10. AD 治疗目标是通过加强认知功能、情绪和行为治疗，最大程度地<u>维持</u> AD 患者的功能状态。

11. 常用的胆碱酯酶抑制剂有 3 种：①<u>**多奈哌齐**</u>用于轻-重度 AD 患者；②卡巴拉汀用于 AD 和帕金森病的轻-中度痴呆；③加兰他敏用于早期 AD 患者。

12. 卡巴拉汀需要于早晨和晚上与<u>食物</u>同服。

历年考题

【A 型题】阿尔兹海默病患者应该避免使用的药物是（　　）【2016 年真题】

A. 美金刚　　　　　　B. 卡巴拉汀
C. 颠茄　　　　　　　D. 多奈哌齐
E. 加兰他敏

【考点提示】C。阿尔兹海默病治疗原则中应避免使用抗胆碱能药物（如颠茄、苯海拉明、羟嗪片、奥昔布宁、三环类抗抑郁药、氯氮䓬、硫利达嗪)。

第六节 焦虑症

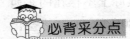

1. 焦虑表现为精神症状和**躯体症状**。

2. 焦虑症有家族聚集性,即有某种程度的遗传性。**女性**焦虑症的患病率较高。

3. 大多数焦虑症都起病于**儿童或青春期**。

4. 焦虑症主要表现为焦虑的情绪体验、自主神经功能失调及运动性不安。临床上常见有急性焦虑、慢性焦虑与**社交焦虑**等。

5. 急性焦虑(惊恐发作)表现为反复出现、突然发作、不可预测、强烈的恐惧体验,一般历时**5~20分钟**,很少超过1小时。

6. **慢性焦虑(广泛性焦虑)** 是焦虑症最常见的表现形式,表现为泛化或持续存在的焦虑,如过分担心、紧张、害怕等。

7. 慢性焦虑(广泛性焦虑)大约三分之二的患者合并**抑郁**。

8. 焦虑症的焦虑症状是**原发的**,凡是继发于躯体疾病和其他精神障碍如妄想、抑郁等,均不能诊断为焦虑症。

9. 苯二氮䓬类药物起效快,抗焦虑作用强,对急性期焦虑患者可考虑**短期**使用,一般治疗时间不超过2~3周。

10. **5－HT$_{1A}$受体部分激动剂**优点是镇静作用轻,较少引起运动障碍,无呼吸抑制,对认知功能影响小;但起效相对较慢,需要2~4周,个别需要6~7周,持续治疗可增加疗效。禁与单胺氧化酶抑制剂联用。

11. TCAs为典型的抗抑郁药,包括丙米嗪、阿米替林、氯米帕明、多塞平及**四环类马普替林**。

12. 选择性5－羟色胺再摄取抑制剂能够抑制突触前5－HT能神经末梢对5－HT的再摄取,主要包括氟西汀、帕罗西汀、舍曲林、氟伏沙明、西酞普兰、艾司西酞普兰。**帕罗西汀**是临床上治疗焦虑症最广泛的一种药物。

13. 选择性5－羟色胺再摄取抑制剂能减轻焦虑或焦虑伴发的抑郁症状,尤其适用于**老年人**。

14. 选择性5－羟色胺再摄取抑制剂的共性有:①**广谱性:对各种抑郁状态均有效**;②高效性:各药疗效相当,有效率均在60%~70%;③起效缓:起效时间均为2~3周;④依从性:每日1次,依从性好,有助于提高治疗成功率；⑤安全性：不良反应少，耐受性好，安全性高。

15. 选择性5-羟色胺再摄取抑制剂禁与**单胺氧化酶抑制剂**、色氨酸联用。

16. 5-羟色胺和去甲肾上腺素再摄取抑制剂（SNRI）通过抑制5-HT及去甲肾上腺素的再摄取，增强中枢5-HT能及去甲肾上腺素能神经功能而发挥抗抑郁作用。代表药物为**文拉法辛**和度洛西汀。

17. NE和特异性5-HT能抗抑郁药（NaSSAs）代表药物是**米氮平**。

18. β受体阻断剂的代表药物为**普萘洛尔**。主要用于解除焦虑症的各种躯体性症状，如心悸、震颤、心动过速等，单独用于治疗广泛性焦虑症的作用有限。

历年考题

【A型题】1. 5-羟色胺再摄取抑制剂若与单胺氧化酶抑制剂同服时可能出现5-羟色胺综合征，严重者可致死亡。二者交替使用的时间间隔应不少于（　　）【2015年真题】

A. 2 日　　　　　　B. 4 日
C. 7 日　　　　　　D. 10 日
E. 14 日

神经系统常见疾病 第十一章

【考点提示】E。抗抑郁药氟西汀、帕罗西汀若同单胺氧化酶抑制剂（包括呋喃唑酮、异烟肼、异卡波肼、帕吉林、司来吉兰等）合用，已引起 5-羟色胺综合征，两类药替代治疗时应至少间隔 14 日。

【A 型题】2. 具有镇静和减慢心率作用，对射击运动员参赛时禁用的药品是（　　）【2014 年真题】
　　A. 生长激素　　　　B. 呋塞米
　　C. 麻黄碱　　　　　D. 普萘洛尔
　　E. 甲睾酮

【考点提示】D。β受体阻断剂有镇静效果，可降低低血压、减慢心率、减少心肌耗氧量、增加人体平衡功能、增强运动耐力，也能消除运动员比赛前的紧张心理。

【X 型题】3. 运动员禁用麻黄碱的原因有（　　）【2014 年真题】
　　A. 可帮助人短时间内急速降低体重
　　B. 促使体格强壮，增强爆发力
　　C. 产生欣快感，能忍受紧急的伤痛，并提高攻击力
　　D. 刺激骨骼、肌肉和组织的生长发育
　　E. 提高运动员的呼吸功能，改善循环，增加供

氧能力

【考点提示】CE。精神刺激剂如麻黄碱能提高运动员的呼吸功能，改善循环，增加供氧能力，并能振奋精神，但长期服用会有头痛、心悸、焦虑、失眠、耳鸣、颤抖等不良反应，再如可卡因会使运动员情绪高涨、斗志昂扬，还能产生欣快感，能忍受竞技造成的伤痛，并提高攻击力。

第七节 抑郁症

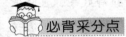
必背采分点

1. 抑郁症是一种常见的心境障碍，可由各种原因引起，以**显著而持久的心境低落**为主要临床特征，且心境低落与其处境不相称。

2. 抑郁障碍主要包括：抑郁症、恶劣心境、**脑或躯体疾病患者伴发抑郁**等。

3. 抑郁症可见于任何年龄阶段，好发年龄在 20~50 岁，平均发病年龄约为**40 岁**。

4. 抑郁症具有**高发病、高复发、高致残**的特点，所带来的后果就是沉重的经济负担。

5. 目前认为抑郁症的发生主要有以下三方面：①单

胺能神经通路信号异常；②下丘脑－垂体－肾上腺素轴功能亢进；③**海马体积减小和神经可塑性下降**。

6. 其中单胺假说认为中枢单胺类神经递质 5－羟色胺（5－HT）、去甲肾上腺素（NE）和多巴胺（DA）在重要脑区的绝对或相对缺乏与抑郁症关系密切，尤其是**5－羟色胺系统的低下**被公认是抑郁症的生物学基础。

7. **心境低落**是患者的核心症状。主要表现为显著而持久的情感低落，抑郁悲观。

8. 典型病例抑郁心境具有**晨重夜轻**节律改变的特点。

9. 躯体症状主要有睡眠障碍、乏力、食欲减退、体重下降、便秘、身体任何部位的疼痛、性欲减退、阳痿、闭经等。睡眠障碍以入睡困难最为多见，而以**早醒**最具有特征性。

10. 抑郁症的治疗目标：提高抑郁症的临床治愈率，最大限度**减少病残率和自杀率**，提高生存质量，恢复社会功能，预防复发。

11. **药物治疗**是抑郁症治疗指南中推荐的一线治疗。运用最广泛，使用方便，效果肯定，可以缓解症状、减少发作和降低复发风险。尤其适合于既往有类似发作史、有家族史、女性、产后、慢性躯体疾病、精神压力大、缺乏社会支持等高危人群。

12. 三环类抗抑郁药（TCAs）是**第一代环类抗抑郁药**，包括丙米嗪、阿米替林、多塞平等。

13. 单胺氧化酶抑制剂（MAOIs）如苯乙肼、环苯丙胺等，由于会引起**肝实质**损害，且与富含酪胺的食物（奶酪、酵母、鸡肝、酒类等）合用时可发生高血压危象，目前已极少使用。

14. **新型的单胺氧化酶抑制剂吗氯贝胺**是一种可逆性、选择性单胺氧化酶A抑制剂，克服了非选择性、非可逆性MAOIs的高血压危象，肝毒性及直立性低血压等不良反应的缺点，适用于各类抑郁发作，包括非典型性抑郁、恶劣心境、老年抑郁。

15. 选择性5-羟色胺再摄取抑制剂具有抗抑郁和焦虑的双重作用，很少引起镇静作用，不损害精神运动功能，**对心血管和自主神经系统功能**影响很小。

16. 选择性5-羟色胺再摄取抑制剂对其他各种神经递质受体的影响很小，不良反应显著少于三环类抗抑郁药物，是全球范围内公认的**一线抗抑郁药物**。

17. 目前临床应用的选择性5-羟色胺再摄取抑制剂有氟西汀、帕罗西汀、舍曲林、氟伏沙明、西酞普兰及艾司西酞普兰等。其中**艾司西酞普兰**是西酞普兰的立体异构体，它对5-HT的再摄取抑制能力几乎是西酞普兰右旋异构体的 30 倍或更多，在单胺再摄取机制和神经递质受体相互作用的选择性方面也更突出。

18. 选择性 5-羟色胺再摄取抑制剂的剂量效应曲线平坦，一般每天给药**一次**即可。可用于各种抑郁症，包括轻至重度抑郁症、双向情感性精神障碍抑郁相等。

19. 5-HT 与 NE 再摄取抑制剂特点是疗效与**剂量**有关。

20. 5-HT 与 NE 再摄取抑制剂主要用于抑郁症和广泛性焦虑症，对 SSRI 无效的严重抑郁症患者也有效。5-羟色胺和去甲肾上腺素再摄取抑制剂均可诱发**躁狂发作**，不能与 MAOIs 合用。

21. 米氮平适用于各种抑郁症的**急性期及维持期**治疗，特别是治疗伴有睡眠障碍或焦虑障碍的抑郁症、伴有焦虑激越或焦虑躯体化的抑郁症患者。

22. 米氮平起效比 SSRIs 快，安全、耐受性好，最常见的不良反应是**体重增加**，偶见直立性低血压。

23. 贯叶金丝桃提取物适用于**轻、中度**的抑郁症，同时能改善失眠及焦虑。

24. **建立良好的医患关系**是治疗抑郁症的第一步，耐心倾听，接受患者的症状和主诉，而不是简单地给予鼓励。

25. 心理治疗：用于有心理治疗意愿的轻-中度抑

郁患者，或与药物治疗合用。常用方法：**认知-行为疗法**，人际关系治疗，问题解决法。

26. 对于重度或精神病性抑郁，有严重消极自杀企图的患者及使用抗抑郁药治疗无效的抑郁症患者，可采用**电休克治疗**，见效快、疗效好。

27. 抗抑郁药物是当前治疗各种抑郁症的主要药物，能有效解除抑郁心境及伴随的焦虑、紧张和躯体症状，有效率**60%~80%**。

28. 注意氟西汀需停药**5周**才能换用 MAOIs，其他 SSRIs 需停药 2 周再换用 MAOIs。MAOIs 停药 2 周后才能换用选择性 5-羟色胺再摄取抑制剂。

29. 对抑郁症应实施全程治疗，急性期治疗**至少3个月**；其中症状完全消失者进入巩固期治疗 4~9 个月，尽量使用原有效药物和原有效剂量。

30. 抗抑郁药物多数需要至少 2 周才会有显著的情绪反应，**12周**后才会有完整的治疗效果。

历年考题

【A 型题】对于有睡眠障碍的抑郁症患者，适宜选用的抗抑郁药是（　　）【2016 年真题】

A. 地西泮　　　　　　B. 雷美尔通

C. 米氮平　　　　　　D. 佐匹克隆

E. 唑吡坦

【考点提示】C。NaSSAs 是近年开发的具有对 NE 和 5-HT 双重作用机制的抗抑郁药,代表性药物为米氮平。其主要药理作用是拮抗中枢突触前 α_2 肾上腺素能自身受体或异体受体,和特异性阻断突触后膜的 $5-HT_2$ 和 $5-HT_3$ 受体。通过阻断 α_2 肾上腺素能自身受体或异体受体,可以增加 NE 和 5-HT 的释放及其神经传递;特异性阻断突触后膜的 $5-HT_2$ 和 $5-HT_3$ 受体,故较少发生与 5-HT 相关的不良反应,如焦虑、失眠、恶心、呕吐、头痛和性功能障碍。此外,米氮平还能减少快动眼(REM)睡眠,延长 REM 睡眠潜伏期,改善深睡眠。因此,米氮平适用于各种抑郁症的急性期及维持期治疗,特别是治疗伴有睡眠障碍或焦虑障碍的抑郁症、伴有焦虑激越或焦虑躯体化的抑郁症患者。米氮平起效比 SSRIs 快,安全、耐受性好,最常见的不良反应是体重增加,偶见直立性低血压。

第八节 失眠症

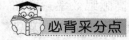

必背采分点

1. 睡眠障碍是指睡眠的数量、质量、<u>时间或节律</u>

紊乱。

2. 睡眠障碍性疾患包括失眠症、**发作性睡病**、阻塞性睡眠呼吸暂停综合征、不安腿综合征等。

3. **失眠症**是以入睡和（或）睡眠维持困难所致的睡眠质量或数量达不到正常生理需求而影响日间社会功能的一种主观体验，是最常见的睡眠障碍性疾患。

4. 行为治疗包括**刺激控制疗法**和睡眠限制疗法。

5. 目前**认知与行为治疗**被认为是失眠心理行为治疗的核心。

6. 目前临床治疗失眠的药物主要包括苯二氮䓬类受体激动剂（BZRAs）、褪黑素及**褪黑素受体激动剂**和具有催眠效果的抗抑郁药物。

7. 老年失眠患者首选**非药物治疗**手段。

8. 使用中短效 BZDs 治疗失眠时有可能引起**反跳性失眠**。

9. 褪黑素参与调节**睡眠－觉醒周期**，可以改善时差症状、睡眠时相延迟综合征和昼夜节律失调性睡眠障碍，3~6mg，qn，规律服用。

10. 雷美尔通是目前临床使用的褪黑素受体 MT_1 和 MT_2 激动剂，可缩短睡眠潜伏期、提高睡眠效率、增加总睡眠时间，可用于治疗以**入睡困难**为主诉的失眠及昼夜节律失调性睡眠障碍。

11. **阿戈美拉汀**既是褪黑素受体激动剂也是 5 - 羟色胺受体拮抗剂，因此具有抗抑郁和催眠双重作用，能够改善抑郁障碍相关的失眠，缩短睡眠潜伏期，增加睡眠连续性。

12. **唑吡坦**和帕罗西汀联用可以快速缓解失眠症状，同时协同改善抑郁和焦虑症状。

历年考题

【A 型题】1. 为减少共济失调、幻觉及"宿醉现象"，老年失眠患者宜选用（　　）【2015 年真题】

　　A. 苯巴比妥　　　　B. 劳拉西泮
　　C. 佐匹克隆　　　　D. 水合氯醛
　　E. 地西泮

【考点提示】C。老年失眠患者推荐使用 non - BZDs 或褪黑色素受体激动剂。

【A 型题】2. 与青年人相比，老年人应用后敏感性增高，易引起"晨起跌倒"的药物是（　　）【2014 年真题】

　　A. 美洛西林　　　　B. 地西泮
　　C. 沙美特罗　　　　D. 克伦特罗
　　E. 罗红霉素

药学综合知识与技能

【考点提示】B。苯二氮䓬类药物包括地西泮(安定)、氯氮䓬(利眠宁)、硝西泮(硝基安定)、艾司唑仑(舒乐安定)等。有催眠、抗焦虑、解痉和肌肉松弛等药理作用。可以缩短入睡时间、减少觉醒时间和次数、增加总睡眠时间。不良反应包括日间困倦、头昏、肌张力下降、跌倒和认知功能减退等。老年患者应用时尤须注意跌倒风险。

第十二章 消化系统常见疾病

第一节 胃食管反流病

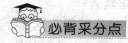
必背采分点

1. 抗反流防御机制因素：抗反流屏障、**食管的清除能力**、食管黏膜屏障。

2. 反流物对食管的损害与反流物的量及与黏膜作用的时间长短有关。**胃酸和胃蛋白酶**是主要因素，胃酸与胆汁混合性反流常引起更为严重的反流性食管炎，胃排空减慢可以加重反流。

3. 典型的反流症状：**反酸、烧心和胸痛**。反流症状轻重程度不一，与食管糜烂的严重程度无关。

4. 胃食管反流病并发症：出血、**食管溃疡**、巴雷特（Barrett）食管。

5. 对于40岁以上患者应首选**胃镜检查**，检查有无食管下段黏膜破损，除外食管癌、食管裂孔疝及其他疾病。

6. 食管 X 线检查对 GERD 敏感性较低，鉴别除外其他疾病，可诊断**食管裂孔疝及反流**。

7. GERD 治疗的目的在于缓解症状、治愈食管炎、**减少复发和并发症**。

8. 反流性食管炎患者以**抑酸治疗**为主，且强度和时间应超过消化性溃疡，促动力药不能起到治疗作用。

9. 食管黏膜破损引起**出血**。

10. 反复发生及愈合引起**食管远段狭窄**。

11. 多潘立酮（吗丁啉）可能引起**心脏相关风险**，建议限制使用。没有恶心呕吐的老年患者可先选择其他促动力药物。

12. 慢性咽炎则需要至少抑酸治疗**3~6个月**方能见效，要充分考虑长期抑酸剂治疗的不良反应。

历年考题

【A 型题】胃食管反流患者应避免使用的药物是（　　）【2015 年真题】

A. 阿司匹林　　　　　B. 阿仑膦酸钠
C. 特拉唑嗪　　　　　D. 美托洛尔
E. 多潘立酮

【考点提示】B。阿仑膦酸钠十分常见腹痛、腹泻便秘、消化不良、腹部不适、食管炎、有症状的目食管反流病、食管溃疡等不良反应。

第二节 消化性溃疡

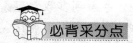必背采分点

1. 消化性溃疡（PU）主要指发生在胃和十二指肠的溃疡（约占95%），即胃溃疡（GU）和十二指肠溃疡（DU）。发病率占总人口的10%，各年龄段人群均可发病，**青壮年**多发，男多于女。

2. **胃酸**在溃疡形成中起到关键作用。

3. 约90%的DU和80%的GU均由幽门螺杆菌（Hp）感染所致。

4. PU的发病机制中一个方面是，黏膜屏障的完整性受到破坏，修复能力下降，以药物性溃疡和**应激性溃疡**为代表。

5. 消化性溃疡典型表现是**上腹痛**。

6. 上腹痛并有如下特点：慢性病程、复发性、**节律性**。

7. **出血**为消化性溃疡最常见的并发症。

8. 慢性溃疡可表现为**贫血**，便隐血试验阳性。

9. 发生在后壁的穿孔可能只引起**局限性腹膜炎**，表现不典型。需要及时看急诊。

10. 幽门梗阻是由**DU 或幽门管溃疡**引起。

11. 少数 GU（少于1%）可发生**癌变**，见于 45 岁以上慢性 GU 患者。

12. 胃镜检查是主要的确诊方法，考虑到多数胃癌表现为胃溃疡，慢性 GU 有癌变可能，通常对于胃溃疡要**取活检**，鉴别其良恶性。

13. 对 PU 治疗的目的是：缓解症状、治愈和促进溃疡愈合、**防止严重并发症**、防止溃疡复发。

14. 溃疡愈合时间通常为 DU 4 周，GU 6~8 周，愈合速度与抑酸治疗的**强度和持续时间**成正比，溃疡过于快速愈合将影响愈合质量。

15. 抗酸药通常作为对症药物**短期**服用，多在上腹痛前、腹痛时使用。

16. 铝碳酸镁还能够可逆性结合胆酸，可用于**胆汁反流性损害**（晚上服）。

历年考题

【A 型题】1. 可作为根除幽门螺杆菌感染一线治疗方案的是（　　）【2015 年真题】

　　A. 埃索美拉唑 20mg bid + 克拉霉素 500mg qd +

阿莫西林 0.5g tid

B. 埃索美拉唑 20mg bid + 克拉霉素 500mg tid + 枸橼酸铋钾 0.6g tid

C. 埃索美拉唑 20mg qd + 阿莫西林 1.0g qd + 枸橼酸铋钾 0.6g qd

D. 埃索美拉唑 20mg bid + 克拉霉素 500mg bid + 阿莫西林 1.0g tid + 枸橼酸铋钾 0.6g tid

E. 埃索美拉唑 20mg tid + 克拉霉素 500mg qd + 阿莫西林 1.5g tid + 枸橼酸铋钾 0.6g tid

【考点提示】D。

【B型题】(2~4题共用选项)【2014年真题】

A. 奥美拉唑　　　　　B. 地塞米松
C. 枸橼酸铋钾　　　　D. 多潘立酮
E. 法莫替丁

2. 宜于餐后或睡前顿服的组胺 H_2 受体阻断剂是(　　)

3. 宜于晨起或餐前顿服的质子泵抑制剂是(　　)

4. 宜于餐前1小时服用的胃黏膜保护剂是(　　)

【考点提示】E、A、C。法莫替丁：组胺 H_2 受体阻断剂；奥美拉唑：质子泵抑制剂；枸橼酸铋钾：胃黏膜保护剂。

第三节 胆石症和胆囊炎

必背采分点

1. 胆石症是常见病之一,在我国的发病率为**7%~10%**。胆石症见于各年龄段,随增龄而增加。

2. 胆石症发病女性多见,男性患病率为女性的**1/3~1/2**。

3. 胆石症按部位分类:胆囊结石、**胆总管结石**和肝内胆管结石。

4. 胆石症按成分分为3种:胆固醇结石、胆色素结石、**混合性结石**。

5. 肝内胆管结石以**胆色素结石**为主(约占2/3),胆囊结石以胆固醇结石为主(约占70%)。

6. 约90%胆石症患者并无明显临床表现。**腹部B超**是显示胆囊疾病最好的检查。

7. 腹平片只可以显示少数胆石症,**胆固醇结石**为非透X线结石。

8. 约10%患者因胆石排至胆管而出现胆绞痛和胆道梗阻造成**急性胆系感染**。

9. 排石的条件是胆囊具有一定的收缩功能,胆石直径**小于 3mm** 通常能够顺利排入十二指肠，超过 2cm 常潴留在胆囊内。

10. 微小胆石可引起**复发性胆绞痛**。

11. 多数胆总管结石由胆囊或肝内胆管排石所致，少数为**原发性的**。

12. 磁共振胰胆管造影（MRCP）可以显示胆系和胰管的无创性检查。需要胆管引流时做**经内镜逆行胰胆管造影（ERCP）**。

13. 绝大多数急性胆囊炎与**胆囊管结石梗阻**有关，胆汁淤滞、胆囊张力增加影响黏膜血供，胆囊黏膜破损，细菌感染。

14. 少数急性胆囊炎为**无石性胆囊炎**，见于糖尿病、应激（手术、麻醉、烧伤）、胆囊供血减少、长期禁食及肠外营养等情况。

15. 急性胆囊炎严重者可造成**胆囊坏疽**和穿孔。

16. 消炎利胆片功效为清热、祛湿、利胆，用于**急性胆囊炎恢复期**。

第十三章 内分泌及代谢性疾病

第一节 甲状腺功能亢进症

1. 由于甲状腺腺体本身功能亢进，**甲状腺激素合成和分泌增加**所致的甲状腺毒症称为甲状腺功能亢进症，简称甲亢。

2. 甲状腺疾病有一定的**遗传倾向**，女性、有家族史、受到精神创伤和感染者发病率较高。

3. 甲亢按病因分为**毒性弥漫性甲状腺肿（Graves病、突眼性甲状腺肿）**、多结节性甲状腺肿伴甲亢和自主高功能性甲状腺瘤。

4. **原发性甲亢**最为常见，是自体免疫性疾病，继发性甲亢较少见，是由垂体腺瘤分泌过多的促甲状腺激素（TSH）所致。

5. 少数老年患者高代谢症状不典型，而仅表现为乏力、心悸、厌食、抑郁、嗜睡、体重明显减轻，称为"**淡漠型甲亢**"。

6. 初治阶段：丙硫氧嘧啶成人初始剂量为**300~450mg/d**，分3次服。

7. 减药阶段：当症状显著减轻，体重增加，心率下降至80~90次/分，T_3或T_4接近正常时，可根据病情**每2~4周**递减药量1次。

8. 药物递减不宜过快，尽量保持甲状腺功能正常和稳定性，逐步过渡至维持阶段，一般需**2~3个月**。

9. 世界卫生组织推荐12岁以下儿童每日碘摄入量为50~120μg，12岁以上儿童为150μg，妊娠及哺乳期妇女为**200μg**。

10. Graves病约占全部甲亢的90%，男女均可发病，但以中青年女性最多见，20岁左右居多，男女比例为**1:4~1:6**。主要原因为体内T淋巴细胞失去平衡，T淋巴细胞便不能制约B淋巴细胞，B淋巴细胞在血凝素的激活作用下就会产生一种促使甲状腺增生的"刺激性抗体"，兴奋甲状腺滤泡上皮分泌过多的甲状腺激素，从而引起甲亢。

11. 对甲亢初治患者、新生儿、儿童和20岁以下的患者，首选抗甲状腺药治疗，分为三个阶段：初治阶段、**减药阶段**、维持阶段。

药学综合知识与技能

12. 甲状腺次全切除术的治愈率可达**70%以上**。适应证：①中、重度甲亢，长期服药无效，停药后复发，或不愿长期服药者；②甲状腺巨大，有压迫症状者；③结节性甲状腺肿伴甲亢者。

13. 妊娠伴甲亢宜采用**最小有效剂量**的抗甲状腺药物。

14. 妊娠期妇女甲亢首选**丙硫氧嘧啶**。

历年考题

【A型题】1. 患者，女，22岁，既往有胃溃疡史，因焦虑、手颤就诊。体征和实验室检查：甲状腺素（T_3 和 T_4）水平增高，心率 102 次/分。服用抗甲状腺药丙硫氧嘧啶和卡比马唑 2 个月后，监测到白细胞和粒细胞计数急剧下降，白细胞计数为 $3.1 \times 10^9/L$，除停药外，应考虑选用救治的药品是（　　）【2014年真题】

A. 利血生　　　　　　B. 左甲状腺素
C. 维生素 B_2　　　　D. 地高辛
E. 黄体酮

【考点提示】A。甲亢的主要治疗方法是应用抗甲状腺药，如丙硫氧嘧啶、甲巯咪唑。抗甲状腺药物在白细胞计数偏低、对硫脲类过敏、肝功能异常等情况下慎用。结节性甲状腺肿合并甲亢者、甲状腺癌患者禁用。

【X型题】2. 为避免病情加重,在服用抗甲状腺药治疗期间应当禁服的药品有(　　)**【2014年真题】**

A. 泼尼松　　　　　B. 利血生

C. 碘番酸　　　　　D. 碘化钾

E. 胺碘酮

【考点提示】 CDE。为防止甲亢控制不良,患者应避免服用含碘的药物,如胺碘酮、聚维酮碘、西地碘等,并禁食含碘食物如海带、紫菜、带鱼、墨鱼、海虾、海参、碘盐等。

第二节　甲状腺功能减退症

必背采分点

1. 下丘脑病变引起的甲减称为<u>三发性甲减</u>。
2. 根据甲减的程度可分为**临床甲减和亚临床甲减**。
3. 原发性甲减是由于甲状腺腺体本身病变引起的甲减,占全部甲减的**95%以上**,其中90%以上原发性甲减是由自身免疫、甲状腺手术和甲亢^{131}I治疗所致。
4. 心肌黏液性水肿导致心肌间质水肿、心肌纤维肿胀、心肌收缩力损伤,表现为心动过缓、心包积液和心脏增大,有学者称之为"<u>甲减性心脏病</u>"。

5. 黏液性水肿昏迷见于病情严重患者，多在**冬季寒冷**时发病。

6. 血清 TSH 增高，**TT_4、FT_4降低**是诊断甲减的必备指标。

7. 亚临床甲减仅有血清 TSH 增高，但是**血清 T_4 或 T_3 正常**。

8. 实验室检查血清 TSH 减低或者正常，TT_4、FT_4 减低，考虑**中枢性甲减**。

9. X 线检查：晚期甲减可见心脏向两侧增大，可伴心包积液和**胸腔积液**。部分患者有蝶鞍增大。

10. 甲状腺癌术后的患者需要左甲状腺素（$L-T_4$）剂量大约 **2.2μg/（kg·d）**。

11. 黏液性水肿昏迷的治疗：补充甲状腺激素首选 **T_3 静脉注射**，每 4 小时 10μg，直至患者症状改善，清醒后改为口服。

12. 左甲状腺素钠片应于**早餐前半小时**，空腹，将 1 日剂量一次性用水送服。

13. 继发于垂体疾病的甲状腺功能减退症必须确定是否同时伴有肾上腺皮质功能不全，如果存在时，必须首先给予**糖皮质激素**治疗。

内分泌及代谢性疾病 第十三章

历年考题

【A型题】下列关于甲状腺功能减退患者激素替代治疗的说法，错误的是（　　）【2015年真题】

A. 需要终身服药

B. 服用过量可能出现甲状腺功能亢进症状

C. 左甲状腺素应于早餐前半小时空腹服用

D. 妊娠期妇女必须联合使用丙酸氧嘧啶

E. 治疗目标是将 TSH 和甲状腺激素水平恢复到正常范围

【考点提示】D。左甲状腺素（L–T_4）治疗目标是将血清 TSH 和甲状腺激素水平恢复到正常范围内，需要终生服药）。个别病例由于对剂量不耐受或者服用过量，特别是由于治疗开始时剂量增加过快，可能出现甲状腺功能亢进症状，包括手抖、心悸、心律不齐、多汗、腹泻、体重下降、失眠和烦躁，必要时需停药，直至不良反应消失后再从更小的剂量开始。T_4 的半衰期是7天，所以可以每天早晨服药1次。妊娠期间不宜用左甲状腺素与抗甲状腺药物共同治疗甲状腺功能亢进症，因加用左甲状腺素会使抗甲状腺药物剂量增加，而与左甲状腺素不同，抗甲状腺药物能通过胎盘而降低胎儿甲状腺功能。

第三节 糖尿病

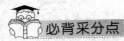

1. **1型糖尿病（胰岛素依赖型）**是由于β细胞破坏，常导致胰岛素绝对缺乏。

2. **2型糖尿病（非胰岛素依赖型）**约占糖尿病患者总数的90%，分为肥胖和非肥胖两种类型，主要由遗传易感性、高热量饮食、缺少运动、向心性肥胖等复杂的病理生理过程联合作用而致高血糖。

3. 妊娠糖尿病是妊娠过程中初次发现的**任何程度的糖耐量异常**。

4. 1型糖尿病的特点，任何年龄均可发病，但**30岁前**最常见。

5. 1型糖尿病的特点，起病急，多有典型的"**三多一少**"症状。

6. 1型糖尿病的特点，血糖显著升高，经常反复出现**酮症**。

7. 1型糖尿病的特点，成人晚发自身免疫性糖尿病，发病年龄在**20～48岁**，患者消瘦，易出现大血管病变。

8. 2型糖尿病的特点，多数人**肥胖或超重**、食欲好、精神体力与正常人并无差别,偶有疲乏无力,个别人可出现低血糖。

9. 糖尿病慢性并发症中,微血管病变主要表现在视网膜、肾、神经和心肌组织,以**糖尿病肾病、糖尿病视网膜病变**最主要。

10. 诊断依据:有典型糖尿病症状(多饮、多尿和不明原因体重下降等)、任意时间血糖**≥11.1mmol/L(200mg/dL)**。

11. 空腹(禁食时间大于 8 小时)血糖**≥7.0mmol/L(126mg/dL)**。

12. 75g 葡萄糖负荷后 2 小时血糖**≥11.1mmol/L(200mg/dL)**。

13. 饮食干预、体育锻炼和**控制体重**是血糖控制的基石。

14. 2 型肥胖型糖尿病患者(体重超过理想体重 10%),首选**二甲双胍**。

15. 糖尿病治疗的"五驾马车":糖尿病现代治疗的 5 个方面,即饮食疗法、运动疗法、药物疗法、**血糖监测**及糖尿病教育。

16. 餐后血糖升高为主,伴餐前血糖轻度升高,首选**胰岛素增敏剂噻唑烷二酮类**。

17. 糖尿病合并肾病者可首选**格列喹酮**。

药学综合知识与技能

18. 儿童 1 型糖尿病用胰岛素治疗；2 型糖尿病目前仅有<u>二甲双胍</u>被批准用于儿童。

历年考题

【A 型题】1. 对 2 型糖尿病表现为单纯餐后血糖高，空腹和餐前血糖水平不高者可首选的药品是（　　）【2014 年真题】

A. 二甲双胍　　　　B. 阿卡波糖
C. 罗格列酮　　　　D. 尼莫地平
E. 碘塞罗宁

【考点提示】B。2 型肥胖型糖尿病患者（体重超过理想体重 10%），单纯餐后血糖高，而空腹和餐前血糖不高，首选 α-葡萄糖苷酶抑制剂。

【B 型题】（2~4 题共用选项）【2014 年真题】

A. 阿司匹林　　　　B. 加替沙星
C. 劳拉西泮　　　　D. 西洛他唑
E. 伪麻黄碱

2. 可能导致血糖升高的药品是（　　）
3. 可能导致血压升高的药品是（　　）
4. 可能导致血尿酸升高的药品是（　　）

【考点提示】B、E、A。氟喹诺酮类，加替沙星可致严重或致死性低血糖或高血糖、糖尿病、糖耐量异常、高血糖昏迷、低血糖昏迷等。可使血压升高的药物：减轻鼻充血剂盐酸麻黄素、伪麻黄碱等。可致血尿酸水平升高的药物：非甾体抗炎药阿司匹林、贝诺酯。

【B型题】（5~8题共用选项）【2014年真题】

A. 甘精胰岛素　　　　B. 低精蛋白锌胰岛素
C. 赖脯胰岛素　　　　D. 精蛋白锌胰岛素
E. 普通胰岛素

5. 属于超短效的胰岛素制剂是（　　）
6. 属于超长效的胰岛素制剂是（　　）
7. 属于中效的胰岛素制剂是（　　）
8. 属于长效的胰岛素制剂是（　　）

【考点提示】C、A、B、D。

【C型题】（9~10题共用题干）

患者，女，45岁，身高160cm，体重75kg，临床诊断2型糖尿病，实验室检查，空腹血糖5.7mmol/L（参考值范围3.9~6.1mmol/L），餐后血糖15.1mmol/L（正常值<7.6mmol/L），糖化红蛋白7.1%（正常值4.8%~6.0%），经饮食控制、规律锻炼、血糖控制，认为达到理想水平。【2015年真题】

9. 该患者糖尿病治疗，首选药物是（　　）

A. 胰岛素 B. 格列齐特

C. 二甲双胍 D. 胰岛素+二甲双胍

E. 罗格列酮+二甲双胍

【考点提示】D。2型肥胖型糖尿病患者（体重超过理想体重10%），首选二甲双胍。胰岛素是最有效的降糖药物，按作用时间长短分为超短效、短效、中效、长效、超长效等胰岛素。

10. 该患者经治疗2周后，空腹血糖恢复正常，餐后血糖仍未达标，最适宜加用的降糖药物是（　　）

A. 磺酰脲类 B. 噻唑烷二酮类

C. 双胍类 D. 胰岛素

E. α-葡萄糖苷酶抑制剂

【考点提示】E。单纯餐后血糖高，而空腹和餐前血糖不高，首选α-葡萄糖苷酶抑制剂。

第四节　骨质疏松症

必背采分点

1. 骨质疏松症可发生于不同性别和年龄，但多见于绝经后女性和**老年男性**。

2. 骨质疏松症的严重后果是发生**骨质疏松性骨折（脆性骨折）**，大大增加了老年人的病残率和死亡率。

3. 骨质疏松症分类：原发性骨质疏松症分为三种：①绝经后骨质疏松症（Ⅰ型）一般发生在女性绝经后 5~10 年内；②老年性骨质疏松症（Ⅱ型）一般指老年人 70 岁后发生的；③特发性骨质疏松症主要发作在**青少年**，病因尚不明。

4. 骨质疏松症严重者可有**身高缩短**和驼背。

5. 病史和体检是临床诊断的基本依据，确诊依赖于 **X 线检查**或骨密度测定。

6. **双能 X 线吸收法（DXA）**是目前公认的骨密度检查，与正常年轻人相比，骨密度下降 2.5 个标准差，即 T 值 ≤ -2.5 诊断为骨质疏松；T 值 ≥ -1.0 为正常，-2.5 < T 值 < -1.0 为骨量减少。

7. 我国营养学会制定的成人每日钙摄入推荐量 **800mg（元素钙量）**是维护骨骼健康的适宜剂量。

8. 如果饮食中钙供给不足可选用钙剂补充，绝经后女性和老年人每日钙摄入推荐量为 **1000~1200mg**。

9. 我国老年人平均每日从饮食中获钙约 400mg，故每日应补充的元素钙量为 **500~600mg**。

10. 成年人的维生素 D 每日摄入推荐量为 **800IU**，老年人因摄入和吸收问题、户外活动减少而日照不足，以及皮肤合成维生素 D_3 的能力下降（约为成人的 40%），维生素 D 缺乏普遍存在。

11. 老年人维生素 D 推荐剂量为 **800～1200IU/d**。口服补充天然维生素 D_3 最为安全。

12. 雷洛昔芬 60mg，qd，已经被批准用于**绝经后女性**骨质疏松的防治。

13. 双膦酸盐能有效抑制破骨细胞活性、降低骨转换，对**重度骨质疏松的绝经后女性**有益，可降低椎体骨折和髋骨骨折发生率。

14. 阿仑膦酸已被批准用于**提早绝经女性**骨质疏松的防治。

15. 双膦酸盐的最佳治疗时间尚不清楚；目前推荐可以连续使用**5 年**。

16. 甲状旁腺素（特立帕肽）有促进骨形成的作用，间断使用能够有效地治疗绝经后严重骨质疏松，增加骨密度，降低椎体和非椎体骨折发生的危险，适用于**严重骨质疏松症**患者。

17. 甲状旁腺素（特立帕肽）治疗时间不宜超过**2 年**。一般剂量是 20μg/d，皮下注射，用药期间要监测血钙水平，防止高钙血症的发生。

18. 活性维生素 D 代谢物与噻嗪类利尿剂合用，有发生**高钙血症**的风险。

内分泌及代谢性疾病 第十三章

19. **糖皮质激素**对维生素 D 有拮抗作用，可减少消化道对钙、磷的吸收，降低血钙浓度，须定期测定尿钙水平。

20. 阿法骨化醇与含镁制剂并用，可致**高镁血症**，应予慎用。

21. 考来烯胺、矿物油、硫糖铝等均能**减少**小肠对维生素 D 的吸收。

历年考题

【A 型题】1. 患者，男，70 岁，近期发现骨痛，疲乏，驼背。临床诊断为老年性骨质疏松症。该患者不宜选用的药物是（　　）【2015 年真题】

A. 降钙素　　　　　　B. 维生素 D
C. 阿仑膦酸钠　　　　D. 碳酸钙
E. 雷洛昔芬

【考点提示】E。老年性骨质疏松症钙剂、维生素 D 和一种骨吸收抑制剂（以双膦酸盐尤其是阿仑膦酸钠为宜）的三联药物治疗为目前较为公认的治疗方案。

【B 型题】（2~3 题共用选项）【2014 年真题】

A. 尼尔雌醇　　　　　B. 阿仑膦酸钠
C. 氢氯噻嗪　　　　　D. 尿促性素
E. 苯妥英钠

药学综合知识与技能

2. 对绝经后骨质疏松症者在维生素 D 和钙制剂治疗基础上，可联合选用（　　）

3. 对老年性骨质疏松症者在维生素 D 和钙制剂治疗基础上，可联合选用（　　）

【考点提示】A、B。妇女绝经后骨质疏松在钙制剂＋维生素 D 基础上，联合雌激素或选择性雌激素受体调节剂治疗。老年性骨质疏松可选择钙制剂、维生素 D 或一种骨吸收抑制剂（以双膦酸盐尤其是阿仑膦酸钠为宜）的"三联药物"治疗。

第五节　佝偻病

必背采分点

1. 维生素 D 缺乏导致钙、磷代谢紊乱，骨矿化不足，在儿童引起佝偻病，多发生于**3 个月至 2 岁**的小儿，影响生长发育。

2. 孕妇维生素 D 缺乏容易**先兆流产**。胎儿脑、骨及免疫功能发育障碍。

3. 佝偻病的预防：我国推荐的预防量为出生后 15 日起至 18 岁每日补充维生素 D 400IU，最高可耐受量为**800IU**。

4. 早产儿、双胎、体弱儿或生长发育特别迅速的小儿每日 800~1000IU，3 个月后改为 **400IU**。

5. 对于吸收不良或不能口服的婴幼儿，可以肌内注射**维生素 D_3 7500μg（30 万 IU/支）**作为突击疗法。

6. 中国营养学会推荐的每日膳食钙摄入量为：0~6 个月 300mg，7~12 个月 400mg，1~3 岁 600mg，4~10 岁 800mg，青少年 1000mg，孕妇和乳母 **1000~1200mg**。

7. 6 个月以下、有过手足搐搦者肌注维生素 D_3 前 3 天应该合用 10% 氯化钙 5mL，tid，稀释后口服，3~5 天后改为葡萄糖酸钙，防止**高氯性酸**中毒。

8. **光照**可以使皮肤维生素 D 合成增加，促进骨钙沉着。因而提倡户外活动，接受阳光照射。

9. 婴幼儿满 6 个月后，将户外活动时间逐渐增加至每天 **1~2 小时**，暴露头面、手足。及时添加辅食，补充维生素 D（维生素 D 强化奶制品）。

10. 维生素 D 缺乏的病因包括来源不足、吸收不良、**转化障碍**、需要量增加、药物因素。

11. 佝偻病诊断主要根据**血液生化检查**和 X 线骨骼检查等进行诊断。

12. 维生素 D 长期大量服用可能引起中毒，个体差异大，一般小儿每日服用 2 万~5 万 IU（500~1250μg），或每日 **2000U/kg（50μg/kg）**，连续数周或数

药学综合知识与技能

月即可发生中毒；敏感小儿每日 4000U（100μg）连续 1~3 个月即可中毒。

历年考题

【A 型题】过量服用维生素 D 所发生中毒的典型临床变现是（　　）【2015 年真题】

A. 骨骼发育不良或骨软化

B. 间质性肾炎或肾结石

C. 骨质疏松症或骨折

D. 横纹肌溶解或肌痛

E. 高尿酸血症或疼痛

【考点提示】B。维生素 D 中毒的主要症状一般表现：乏力、血压高、头痛、易激惹、呼吸道感染等；消化道症状：恶心、呕吐、口渴、食欲不振、腹泻或便秘等；泌尿系统表现：多尿、间质性肾炎、肾结石等。

第六节　高尿酸血症与痛风

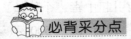

1. 正常人血浆中尿酸含量男性**高于**女性。

内分泌及代谢性疾病 第十三章

2. 当嘌呤的代谢异常、体内核酸大量分解或食入高嘌呤食物时，血尿酸水平升高，形成暂无症状、无痛风石的**高尿酸血症**。

3. 血浆尿酸水平过低与**免疫功能低下**有关。

4. 5%～12%的高尿酸血症者最终发展为**痛风**。

5. 原发性痛风常有家族遗传史，是一种**先天性代谢缺陷**，主要是体内嘌呤的合成过多，产生过多的尿酸，其中部分患者的尿酸排除过少。

6. 继发性痛风无家族史，多继发于肿瘤、白血病等所致核酸大量分解及肾功能减退而造成的尿酸排泄减少；或由于药物抑制肾小管的排泄能力而致尿酸的排除不畅，体内尿酸蓄积过多，以**女性**多见。

7. 急性痛风性关节炎临床特点为起病急，病情重，变化快，多以**单关节非对称性关节炎**为主，常在夜间发作。

8. 急性痛风性关节炎，关节出现红、肿、热、痛和功能障碍，疼痛剧烈，在6小时内可达高峰，**第一跖趾关节**为最常见发作部位，约占半数。

9. 急性痛风性关节炎在老年人中，**手关节**受累较多，表现为完全不能负重，局部肿胀，皮肤呈紫红色，数日可自行缓解，但反复发作。

10. 未治疗或治疗不彻底者，反复发作痛风，可致多个关节受累，尿酸盐在关节的软骨、滑膜、肌腱等处沉积而形成**痛风结石**。

11. 痛风石是常见于关节周围、耳轮等处的**黄白色赘生物**，是本期最常见的特征性改变。

12. **X 线**检查可发现在关节软骨及邻近的骨质有圆形或不整齐的穿凿样透光缺损。

13. 慢性高尿酸血症肾病早期表现为蛋白尿和镜下血尿，夜尿增多等。最终由氮质血症发展为**尿毒症**。

14. 痛风急性发作期以**控制关节炎症（红肿、疼痛）**为目的，尽早使用抗炎药。

15. 部分痛风患者在急性期时血尿酸水平可以是正常的，与急性期**肾脏排泄尿酸增加**有关。此阶段不能使用降尿酸药物。

16. **秋水仙碱**是治疗急性痛风的首选药物。

17. 吲哚美辛等不但**抑制前列腺素的合成**，镇痛和抗炎，且能抑制尿酸盐结晶的吞噬，可作为急性期的基本用药，或在秋水仙碱疗效不好时作为替代药。

18. 通常吲哚美辛在用药后**4 小时内**开始生效，初始剂量 25~50mg，每 8 小时，疼痛缓解后改为 25mg，2~3 次/日，直至完全缓解。

19. 苯溴马隆痛风急性发作者不宜服用，以防发生**转移性痛风**。

20. 丙磺舒在痛风**急性发作期**禁用,因无镇痛和抗炎作用。

21. 丙磺舒不宜与**阿司匹林等水杨酸盐**联合服用。

历年考题

【A 型题】痛风急性发作期应禁用的药物是(　　)【2015 年真题】

A. 碳酸氢钠 B. 别嘌醇
C. 秋水仙碱 D. 布洛芬
E. 吲哚美辛

【考点提示】B。别嘌醇痛风急性期禁用,因其不仅无抗炎镇痛作用,而且会使组织中的尿酸结晶减少和血尿酸下降过快,促使关节内痛风石表面溶解,形成不溶性结晶而加重炎症反应,引起痛风性关节炎急性发作。

第十四章 泌尿系统常见疾病

第一节 尿路感染

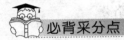 必背采分点

1. 女性尿路感染发病率明显高于男性,60 岁以上老年女性尿路感染发病率高达 **10%~12%**。

2. 尿路感染以**细菌感染**为主,极少数为真菌、原虫及病毒感染。

3. 在细菌感染中,革兰阴性杆菌为尿路感染最常见致病菌,其中以**大肠埃希菌**最为常见,约占全部尿路感染的 85%。

4. 大肠埃希菌最常见于无症状性细菌尿、**非复杂性尿路感染**或首次发生的尿路感染。

5. 医院内感染、复杂性或复发性尿路感染、尿路器械检查后尿路感染则多为**条件致病菌**所致。

6. 病原菌经由尿道上行至膀胱,甚至输尿管、肾盂

引起的感染称为**上行感染**，约占尿路感染的95%；其他血行感染、直接感染、淋巴道感染较为少见。

7. 膀胱炎约占尿路感染的**60%以上**，致病菌多为大肠埃希菌，约占75%以上。

8. 如患者有突出的全身表现，体温>38℃，应考虑上尿路感染。分为**急、慢性肾盂肾炎**。

9. 急性肾盂肾炎可发生于各年龄段，**育龄女性**最多见。

10. 急性肾盂肾炎体格检查中会发现一侧或两侧肋脊角或**输尿管点压痛和（或）肾区叩击痛**。

11. 导管相关性尿路感染是指留置导尿管**48小时内**发生的感染。

12. 选用致病菌敏感的抗菌药物。无病原学结果前，一般首选对革兰阴性杆菌有效的抗菌药物，尤其是**初发尿路感染**。

13. 急性膀胱炎短疗程疗法可选用磺胺类、喹诺酮类、半合成青霉素类或头孢菌素类等抗菌药物，任选一种药物连用**3天**，约90%的患者可治愈。

14. 首次发生的急性肾盂肾炎的致病菌80%为**大肠埃希菌**，在留取尿细菌检查标本后应立即开始治疗，首选针对革兰阴性杆菌有效的药物。

药学综合知识与技能

历年考题

【A型题】1. 治疗大肠埃希菌所致的尿路感染,不宜选用的抗菌药是(　　)【2015年真题】

A. 左氧氟沙星　　　　B. 阿莫西林
C. 头孢呋辛　　　　　D. 阿奇霉素
E. 复方磺胺甲噁唑

【考点提示】D。选用致病菌敏感的抗菌药物。无病原学结果前,一般首选对革兰阴性杆菌有效的抗菌药物,尤其是初发UTI。治疗3天症状无改善,应按药敏结果调整用药。膀胱炎约占尿路感染的60%以上,致病菌多为大肠埃希菌,约占75%以上。短疗程疗法可选用磺胺类、喹诺酮类、半合成青霉素类或头孢菌素类等抗菌药物,任选一种药物连用3天,约90%的患者可治愈。首次发生的急性肾盂肾炎的致病菌80%为大肠埃希菌,在留取尿细菌检查标本后应立即开始治疗,首选针对革兰阴性杆菌有效的药物。

【B型题】(2~3题共用选项)【2014年真题】

A. 微生态制剂　　　　B. 胃黏膜保护剂
C. 磺胺类药物　　　　D. 头孢菌素类药物
E. 抗高血压药

2. 服药后要多饮水的药品是(　　)

泌尿系统常见疾病 第十四章

3. 服药后 1 小时内限制饮水的药品是(　　)

【考点提示】C、B。磺胺类药物主要由肾排泄,在尿液中的浓度高,可形成结晶性沉淀,应大量饮水。胃黏膜保护剂如硫糖铝、果胶铋等,服药后在胃中形成保护膜,服药后一小时内尽量不要喝水,避免保护层被水冲掉。

第二节　尿失禁

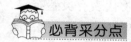
必背采分点

1. 尿失禁是指尿液不自主流出。患病率为**10%~60%**。

2. 尿失禁可以发生在任何年龄段,在**老年人群**中更为常见。

3. 询问两个问题:是否出现过不能控制排尿而尿湿裤子的情况?是否在不同日期内出现超过**5次**?如果答案为"是",则可以诊断尿失禁。

4. 真性尿失禁:**尿道外括约肌严重缺陷和损伤**所致,表现为持续的昼夜尿失禁而几乎没有正常排尿,需要看专科医生。

5. 压力性尿失禁指喷嚏或咳嗽等腹压增高时出现不自主的尿液自尿道外口溢出。常见原因是**盆底肌松弛、**

固有括约肌功能不全，致使尿道阻力不足，尿液漏出。老年女性常见，尤其是肥胖或经产妇。

6. 急迫性尿失禁为不能控制的尿频、尿急、夜尿增多。与**膀胱逼尿肌不自主收缩或逼尿肌过度活动**有关。可能与增龄相关或继发于神经系统疾病、局部膀胱刺激。

7. 充盈性尿失禁与逼尿肌收缩功能减退和（或）膀胱出口梗阻有关。**老年男性**多见。

8. 轻、中度的压力性尿失禁以**非手术治疗**为主。

9. 急迫性尿失禁：抗胆碱能药物代表有奥昔布宁、索利那新等，对 M 受体具有高度的亲和性和专一性，此类药物有抗胆碱能副作用，痴呆患者慎用，**胃潴留和闭角型青光眼患者**禁用。

10. 尿失禁的分型：**真性尿失禁**；急性、可逆性/暂时性尿失禁；压力性尿失禁（SUI）；急迫性尿失禁；充盈性尿失禁。

11. 混合性尿失禁即常同时合并多种类型特点的尿失禁，**老年人**常见。

12. 抗胆碱能药物通过竞争性抑制乙酰胆碱，从而抑制膀胱的不稳定收缩，是治疗**急迫性尿失禁**的首选药物。

第三节　下尿路症状/良性前列腺增生症

必背采分点

1. 下尿路症状是所有排尿障碍表现的总称。

2. 导致老年男性下尿路症状最常见的原因是**良性前列腺增生症**，其他还有膀胱疾病引起的逼尿肌无力或肾脏疾病引起的夜间多尿等也是下尿路症状的常见原因。

3. 良性前列腺增生症/下尿路症状的临床表现主要分为**储尿期**、排尿期、排尿后症状及相关并发症。

4. 尿路梗阻的并发症主要有**尿潴留、感染、肾盂积水、尿毒症**等。

5. $5-\alpha$ 还原酶抑制剂特异性抑制 II 型 $5-\alpha$ 还原酶而发挥作用，抑制前列腺内双氢睾酮水平，达到降低雄激素水平，提高**最高尿流率**的作用。

6. $5-\alpha$ 还原酶抑制剂治疗 **6~12 个月**后，可诱导前列腺上皮细胞的凋亡，使前列腺体积缩小 15%~25%，血清 PSA 水平降低约 50%。

7. 由于 $5-\alpha$ 还原酶抑制剂的作用是**可逆的**，停药后其血浆双氢睾酮和前列腺体积可以复旧，建议维持用药的时间宜较长。

药学综合知识与技能

8. 抗胆碱能药物是主要作用于 M_2 受体和 M_3 受体阻断剂,包括奥昔布宁、索利那新、托特罗定,用于针对伴发膀胱过度活动症的良性前列腺增生症患者。

9. 良性前列腺增生症是一种**年龄**相关的、病情进展缓慢的常见疾病,是导致老年男性排尿障碍最常见的一种良性疾病。

10. 国际前列腺症状评分(IPSS)和**生活质量(QOL)评分**可以作为评价 BPH/LUTS 患者症状严重程度及影响生活质量的手段。

11. 按照排尿过程进行分期:**储尿期症状**、排尿期症状、排尿后症状。

12. 储尿期症状:主要是尿次增多(夜尿频)、尿失禁。**夜尿**是最为困扰患者的症状,会导致其他老年综合征的发生(睡眠障碍、跌倒)。

13. 排尿期症状:主要是**排尿困难**(尿流变细、分叉、间断,排尿踌躇、费力),是 BPH/LUTS 最主要的症状。

历年考题

【B 型题】(1~2 题共用选项)【2014 年真题】

A. 非那雄胺 B. 阿夫唑嗪

C. 特拉唑嗪 D. 氟伏沙明

E. 度他雄胺

1. 起效较慢，服用3个月才可改善由前列腺增生导致的尿路梗阻，减少残余尿量的 $5-\alpha$ 还原酶抑制剂是（　）

2. 起效较快，服用1个月即可改善由前列腺增生导致的尿路梗阻，减少残余尿量的 $5-\alpha$ 还原酶抑制剂是（　）

【考点提示】 A、E。非那雄胺和依立雄胺起效缓慢，见效时间为3~6个月，对前列腺增生症状严重者、尿流率严重减慢者、残余尿量较多者不宜选择。度他雄胺起效较快，服用1个月即可改善由前列腺增生导致的尿路梗阻，减少残余尿量。

第十五章 血液系统疾病

第一节 缺铁性贫血

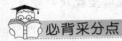必背采分点

1. 缺铁性贫血是指各种原因的缺铁导致红细胞生成减少所引起的<u>低色素性贫血</u>,是临床上最常见的贫血。

2. <u>妊娠期和育龄期女性</u>、婴幼儿和儿童是缺铁性贫血的高危人群。

3. 大于65岁的老年人群中贫血的发生率比普通人群高**4～6倍**。

4. 铁总量在正常成年男性中为50～55mg/kg,女性为**35～40mg/kg**。

5. 正常人每天造血需要铁**20～25mg**,主要来自衰老破坏的红细胞,正常人维持体内铁平衡需要每天从食物中摄取铁1～1.5mg,孕、乳妇2～4mg。

6. 铁剂主要从<u>十二指肠</u>吸收,铁缺乏时也可在胃和

小肠下部吸收。

7. 铁剂常与酸生成盐形式存在,以**二价铁（Fe^{2+}）**形式吸收。

8. **胃酸和维生素C**可促使三价铁（Fe^{3+}）还原成Fe^{2+},使铁易于被吸收。

9. 正常人对铁的吸收率为10%~20%,缺铁时可达**20%~60%**。

10. 缺铁性贫血可以分为三期:铁负平衡期、**缺铁造血期**、缺铁性贫血期。

11. 缺铁造血期:储存铁耗竭,血清铁开始下降。当血清铁<15μg/L时提示储存铁耗竭,但是只要血清铁正常,红系造血就不会受到影响。转铁蛋白饱和度下降至**15%~20%**时将会影响红系造血。

12. 缺铁性贫血期:此时转铁蛋白饱和度下降至**10%~15%**,血红蛋白和红细胞比容开始下降。轻度贫血时,骨髓呈低增生表现;贫血加重时,出现小细胞低色素性贫血;如果重度缺铁性贫血持续存在,骨髓多表现为红系增生,出现临床表现。

13. **乏力、困倦、活动耐力减退**是缺铁性贫血最早和最常见的症状。

14. 贫血诊断:男性Hb<120g/L,女性Hb<110g/L,孕妇**Hb<100g/L**。

15. 贫血程度：Hb 在 **90～120g/L** 为轻度贫血，60～90g/L 为中度，小于 60g/L 为重度。

16. 急性失血时为**正色素性贫血**。

17. 急性重度贫血需要输血治疗，1 袋红细胞悬液（2 个单位）能补充 500mg 铁，使 Hb 上升 **10g/L**。

18. **口服铁剂**是治疗缺铁性贫血的首选方法，应根据血红蛋白水平估计补铁治疗剂量。

19. Hb＞110g/L，补充元素铁总剂量 **5g**。

20. Hb＜90g/L，补充 **15g**。

21. 治疗的目的不仅要纠正缺铁性贫血，还应**补足已经耗竭的储存铁**。

22. 三价铁剂在体内的吸收仅相当于**二价铁的 1/3**，且刺激性较大。

23. 硫酸亚铁是口服铁剂中的标准制剂，最大缺点是**胃肠道**不良反应明显，发生率为 15%～20%。

24. 成人治疗剂量元素铁 180～200mg/d，预防剂量元素铁 **10～20mg/d**。

25. 牛奶、蛋类、钙剂、磷酸盐、草酸盐等可**抑制**铁剂吸收。

26. 四环素、消胆胺等阴离子药可在肠道与铁络合，碳酸氢钠可与亚铁生成难溶的**碳酸铁**，均影响铁剂的吸收。

27. 口服铁剂可加用维生素C，胃酸缺乏者与**稀盐酸**合用有利于铁剂的解离。

历年考题

【A型题】1. 患者，女，实验室检查：血红蛋白95g/L，临床诊断为缺铁性贫血，处方口服硫酸亚铁片。下列向患者交代的用药注意事项，错误的是（   ）【2015年真题】

A. 不宜与钙剂同时服用

B. 宜空腹服用

C. 宜同时补充维生素C

D. 不宜同时进食牛奶和蛋类

E. 避免应用抑酸药

【考点提示】B。硫酸亚铁片不良反应可见胃肠道不良反应，如恶心、呕吐、上腹疼痛，宜饭后服用。

【B型题】(2~3题共用选项)【2015年真题】

A. 维生素D　　　　　B. 维生素C

C. 复合维生素B　　　D. 葡萄糖酸钙

E. 硫酸亚铁

2. 孕妇过量服用可诱发新生儿坏血病的药物是（   ）

3. 可减慢肠蠕动，引起便秘排黑便的药物是（ ）

【考点提示】B、E。维生素C片用于预防坏血病，也可用于各种急慢性传染疾病及紫癜等的辅助治疗。铁剂使大便颜色变黑，可掩盖消化道出血或引起认为出血的担心。

第二节　巨幼细胞性贫血

必背采分点

1. 巨幼细胞性贫血是**DNA 合成障碍**所致的一种贫血。

2. 巨幼细胞性贫血约95%系体内**叶酸和（或）维生素 B_{12}** 缺乏所致，称为营养性巨幼细胞性贫血。

3. <u>西北地区多见</u>，6 个月至 2 岁以内婴幼儿、老年人和酗酒者为巨幼细胞性贫血高发人群。

4. 人体所需叶酸均来自食物，主要在**十二指肠和空肠近端**吸收，不需要内因子参与，主要经肾脏和粪便排出体外。

5. 健康人体内叶酸总储量为**5～20mg**，仅够 4 个月之需。

6. 在妊娠、哺乳等情况下,叶酸需要量增加**3~6倍**,如果补充不足可发生叶酸缺乏。

7. 人体每日最小需要量为**50μg**,每天经肾脏排出仅2~5μg,少量粪便排出的叶酸源于肠肝循环的溢出。

8. 叶酸是水溶性维生素,尽管普遍存在,特别是在**绿叶蔬菜**中,但是加热和储存极易损失。

9. 乙醇、柳氮磺胺吡啶、苯妥英可**干扰**叶酸吸收。

10. 维生素 B_{12} 是水溶性维生素,主要来源于**动物性食物(肝脏、肉类、蛋及乳制品)**。

11. 维生素 B_{12} 与胃壁细胞分泌的内因子结合后在**回肠末端**吸收。

12. 健康人每天有**0.5~9μg** 维生素 B_{12} 分泌入胆汁经肠肝循环后被重吸收,主要经肾脏排泄。

13. 维生素 B_{12} 的总储量为**2~5mg**,可供3~5年使用;人体每日最小需要量为3μg。

14. 巨幼细胞性贫血起病缓慢,常有面色苍白、乏力、耐力下降、头昏、心悸等贫血症状。严重者全血细胞减少,反复感染和出血。少数患者可出现**轻度黄疸**。

15. 巨幼细胞性贫血在消化系统的表现为,舌乳头萎缩,表现为舌面光滑呈"**牛肉样舌**"。胃肠道黏膜萎缩引起食欲下降、恶心、腹泻或便秘等。

16. 贫血表现,消化道和神经精神症状等多系统表现,痴呆、步态异常、抑郁患者均需要首先除外**巨幼细胞性贫血**。

17. 叶酸缺乏:口服叶酸 5~10mg,tid;如果胃肠道吸收障碍可以用**亚叶酸钙** 6~9mg,肌注,qd;直至血红蛋白恢复正常。

18. 疗效观察与原发病有关,一般患者在服药开始后的**第4天**起网织红细胞水平上升,Hb 可在 1 个月内恢复正常,神经系统症状恢复较慢或不恢复,需要向患方解释。

历年考题

【A 型题】伴有神经症状的巨幼细胞性贫血患者,在补充叶酸的基础上,还应补充( )【2015 年真题】

A. 维生素 B_1
B. 维生素 B_2
C. 维生素 B_4
D. 维生素 B_6
E. 维生素 B_{12}

【考点提示】E。巨幼细胞性贫血患者需同时补充叶酸及维生素 B_{12}。

第十六章　恶性肿瘤

第一节　治疗原则与注意事项

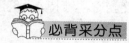必背采分点

1. 在制定个体化药物治疗方案时，应遵循以下原则：①选择肿瘤敏感药物；②联合应用毒副作用不同的药物；③联合应用时相特异性和非特异性药物；④**考虑到患者的个体差异**。

2. 治疗前所有患者必须有病理或者细胞学诊断，抗肿瘤药物不能做**诊断性治疗**或安慰剂。

3. 肿瘤治疗中所面临的一个最大挑战就是**调整剂量以获得最佳疗效而无毒性**。

4. 常用的抗肿瘤药给药途径有：动脉、静脉、肌内、**腔内**、口服五种途径。

5. 动脉注药用于某些**晚期不宜手术**或复发的局限性肿瘤，达到提高肿瘤局部药物浓度和减轻全身性毒性反

应的目的。

6. 静脉注射为最常用给药途径，一般用于**刺激性药物**。

7. 静脉推注适于给予**强刺激性药物（如氮芥、长春新碱、长春花碱等）**，是预防药物外漏、减轻药物对静脉壁刺激的给药方法。

8. 静脉滴注适用于**抗代谢类药物（如氟尿嘧啶、甲氨蝶呤、阿糖胞苷等）**，需将药物稀释后加入液体中静脉滴注，以维持血液中有效药物浓度。通常维持 4~8 小时或按医嘱。

9. 肌内注射用于对肌肉组织**无刺激性的药物（如噻替哌、阿糖胞苷）**。

10. **腔内注射**用于癌性胸水、腹水、心包积液、膀胱癌等。此外，经脑脊液途径给药要选择毒性小、安全的药物。

11. 临床常用的可经脑脊液途径给药的有**甲氨蝶呤和阿糖胞苷**。

12. 多柔比星、柔红霉素、环磷酰胺、依托泊苷、紫杉醇等容易引起**脱发**。

13. 化疗前一般要求白细胞总数 $>4.0 \times 10^9/L$，中性粒细胞 **$>2.0 \times 10^9/L$**，血小板 $>80.0 \times 10^9/L$。

14. 白细胞下降多开始于用药后 1 周，至 10 天左右达到最低点，在低水平维持 2~3 天开始回升，历时 **7~10 天**后可恢复至正常。

15. 当白细胞总数下降至 <2.0×10⁹/L 或中性粒细胞 <1.0×10⁹/L 时开始应用，G-CSF 5~7μg/kg 体重，一般用到 **WBC>10×10⁹/L**。

16. 恶心、呕吐是最常见的化疗反应之一，通常晚上呕吐较白天**轻**。

17. 易引起腹泻的药物有 5-氟尿嘧啶、伊立替康等。发生腹泻后急查**大便常规**，给予活菌制剂增加肠道内阴性杆菌的数量。

18. 当腹泻合并严重中性粒细胞减少症时，应用**广谱抗菌药物**预防性治疗。

历年考题

【A 型题】1. 治疗抗肿瘤药引起的恶心、呕吐等不良反应，可选用的止吐药是（ ）【2015 年真题】

A. 奥美拉唑　　　　　B. 雷尼替丁

C. 昂丹司琼　　　　　D. 维生素 B_6

E. 苯海拉明

【考点提示】C。恶心、呕吐是最常见的化疗反应之一，通常晚上呕吐较白天轻。用格拉司琼、昂丹司琼、托烷司琼等。

【A 型题】2. 癌症疼痛的治疗，应按照疼痛的不同程度选用不同阶段的镇痛药物，下列属于第三阶梯的镇痛物质是(　　)【2015 年真题】

A. 双氯芬酸　　　　B. 塞来昔布
C. 可待因　　　　　D. 布桂嗪
E. 吗啡

【考点提示】E。第一阶梯：非阿片类药物，多指 NSAIDs 药物。第二阶梯：弱阿片类药物，如可特因、二氢可待因、曲马多等。第三阶梯：强阿片类，以吗啡为代表。

【B 型题】(3~6 题共用选项)【2014 年真题】

A. 多柔比星　　　　B. 拓扑替康
C. 甲氨蝶呤　　　　D. 雷帕霉素
E. 奥沙利铂

3. 属于蒽醌类抗生素的抗肿瘤药是(　　)
4. 属于抗代谢药的抗肿瘤药是(　　)
5. 属于植物来源的半合成生物碱的抗肿瘤药是(　　)
6. 属于铂类化合物的抗肿瘤药是(　　)

【考点提示】 A、C、B、E。蒽醌类抗生素主要包括柔红霉素、多柔比星、表柔比星、伊达比星和米托蒽醌等。抗代谢药包括叶酸类似物,主要有甲氨蝶呤和培美曲塞;嘧啶类似物;胞嘧啶类似物;嘌呤类似物。植物来源生物碱包括:①长春碱类(长春碱、长春新碱和长春瑞滨);②尖杉生物碱类(三尖杉酯碱、高三尖杉酯碱);③喜树碱类(喜树碱、羟喜树碱、拓扑替康、伊立替康)。铂类化合物有顺铂、卡铂、奥沙利铂等。

第二节 和缓医疗

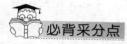

必背采分点

1. 和缓医疗是指对于**不能治愈的晚期慢性病**,在不影响疗效的前提下,尊重患者和家庭成员的意愿,力图预防、减轻或缓和患者的不适症状,改善其生活质量的疗法。

2. 临终关怀是对于预期寿命**少于6个月**的慢病终末期患者的一项特殊疗护项目,考虑到我国的社会文化背景,参考台湾的翻译,称为安养疗护。

3. 和缓医疗通过患者和家庭成员的参与,形成以患方为中心的医疗方式,以**改善患者的生活质量**为目的,预防和治疗患者所受的痛苦,努力达到患者的期望值,帮助患者有尊严地走完人生的最后一程。

4. 和缓医疗的总体原则为**尊重**、有益、不伤害和公平。

5. 尊重是指**尊重患者的意愿和价值观**,保障个人的行动权利,但是不能以牺牲他人的利益为代价。

6. 有益是指医生对患者的职责是**减轻痛苦**,恢复健康(如果可能)及保护生命。

7. 疼痛是最令患者及看护者苦恼的症状。止痛治疗的基本目标是**减轻痛苦**。

8. WHO癌症三阶梯止痛原则是指**按照患者疼痛的轻、中、重程度**分别选用第一、二、三阶梯的止痛药物。

9. 早期以无痛为目标,后期以**疼痛不影响睡眠**为目标。其次以在白天安静时无疼痛(即解除休息时疼痛)为目标。最后以站立、活动时短暂无疼痛(解除站立或活动时疼痛)为目标。

10. 镇痛治疗的类型除药物治疗外,还包括介入治疗、神经外科治疗、心理治疗等。其中**药物**是癌性疼痛治疗的主要方法。

11. 和缓医疗过去称为姑息医疗,多针对**肿瘤患者**,当晚期出现转移后,不再针对原发病治疗,改为对不适症状的缓解。

恶性肿瘤 第十六章

12. 已列入国际姑息治疗协会（JAHPC）姑息治疗的基本药品共**33 种**，我国目前的情况尚处于调整中。

13. 按照疼痛的程度和性质选用不同阶梯的止痛药物。第一阶梯：非阿片类药物，多指**NSAIDs 药物**，对轻度疼痛疗效肯定，并可以增强二、三阶梯药物的效果，有封顶效应。

14. 第二阶梯：**弱阿片类药物**，如可待因、二氢可待因、曲马多等。

15. 第三阶梯：强阿片类药物，以**吗啡**为代表，药物种类及剂型多，合理使用将使90%以上的中重度疼痛患者免除疼痛。无封顶效应，即无天花板效应。

16. 推荐姑息治疗用于缓解癌症疼痛的基本药品目录如下：轻度、中度疼痛：对乙酰氨基酚，布洛芬，双氯芬酸，曲马多，可待因；中度、重度疼痛：吗啡（即释剂或缓释剂），芬太尼（透皮贴剂），羟考酮，美沙酮（即释剂）；神经病理性疼痛：阿米替林，卡马西平，地塞米松，加巴喷丁；内脏疼痛：**丁溴东莨菪碱**。

17. 完全激动剂包括吗啡、二氢吗啡酮、可待因、羟考酮、美沙酮及芬太尼。目前多用的是**吗啡、芬太尼**。

18. 三环类抗抑郁药物与吗啡联合应用可以**增加**血中吗啡的浓度。

第十七章 常见骨关节疾病

第一节 类风湿关节炎

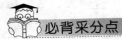必背采分点

1. 类风湿关节炎（RA）是一种慢性、以**炎性滑膜炎**为主的系统性疾病。

2. 类风湿关节炎（RA）常用药物分为五大类：非甾体类抗炎药（NSAIDs）、改善病情的抗风湿药（DMARDs）、**生物制剂**、糖皮质激素和植物药。

3. 老年人宜选用半衰期短的 NSAIDs，对有溃疡病史的老年人，宜服用**选择性 COX－2 抑制剂**以减少胃肠道的不良反应。

4. DMARDs 较 NSAIDs 发挥作用慢，明显改善症状需要 <u>1~6 个月</u>，故又称慢作用药。

5. 从疗效和费用等考虑，DMARDs 通常首选**甲氨蝶呤（MTX）**，并将其作为联合治疗的基本药物，也可选

用柳氮磺吡啶或羟氯喹。

6. 甲氨蝶呤（MTX）口服、肌注或静注均有效。多采用**每周1次**给药。

7. 柳氮磺吡啶（SSZ）一般服用**4~8周**后起效。

8. 青霉胺250~500mg/d，见效后可逐渐减至维持量250mg/d。不良反应较多，长期大剂量服用可出现**肾损害和骨髓抑制**等，及时停药多数能恢复。

9. 金诺芬为口服金制剂，初始剂量3mg/d，2周后增至**6mg/d**维持治疗。

10. 硫唑嘌呤（AZA）口服后50%吸收。常用剂量1~2mg/（kg·d），通常100mg/d，维持量**50mg/d**。

11. 环孢素（Cs）用于**重症RA**。常用剂量3~5mg/（kg·d），维持量2~3mg/（kg·d）。

12. 激素治疗RA的原则是尽可能**小剂量、短期**使用；并在治疗过程中注意补充钙剂和维生素D，以防止骨质疏松。

13. 激素治疗RA 1年内不宜超过**3次**。过多的关节腔穿刺除了并发感染外，还可发生类固醇晶体性关节炎。

历年考题

【A型题】1. 患者，女，55岁。诊断为类风湿性关

节炎,既往有十二指肠溃疡病史。医生给予甲氨蝶呤+柳氮磺吡啶治疗。甲氨蝶呤用法用量正确的是( )【2016年真题】

A. 75mgqd
B. 7.5mgtid
C. 7.5mgqod
D. 7.5mgqw
E. 7.5mgqm

【考点提示】D。甲氨蝶呤口服、肌注或静注均有效。多采用每周1次给药。常用剂量为7.5~25mg/w。

【A型题】2. 患者,女,55岁,关节痛半年,临床诊断为类风湿关节炎,既往有十二指肠溃疡病史,应首选的 NSAID 是( )【2015年真题】

A. 塞来昔布
B. 吲哚美辛
C. 布洛芬
D. 双氯芬酸
E. 萘普生

【考点提示】C。非甾体类抗炎药常引起消化系统疾病,布洛芬、吲哚美辛、萘普生、吡罗昔康、酮咯酸、阿司匹林等,均曾有引起胃出血、胃穿孔、十二指肠溃疡穿孔、大便潜血的报道。但布洛芬消化道不良反应较少。

第二节 骨性关节炎

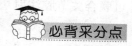

必背采分点

1. 骨性关节炎（OA）为以关节软骨退行性病变及**继发性骨质增生**为主要改变的慢性关节疾病。

2. 选择性 COX-2 抑制剂与非选择性的传统 NSAIDs 相比，能明显**减少严重胃肠道**不良反应。

3. 无论选择何种 NSAIDs，剂量都应个体化。只有在 1 种 NSAIDs 足量使用 1~2 周后，确诊无效才可更改为另 1 种；避免同时服用**≥2 种 NSAIDs**。

4. 老年人宜选用半衰期短的 NSAIDs 药物，对有溃疡病史的老年人，宜服用**选择性 COX-2 抑制剂**以减少胃肠道的不良反应，但同时应警惕心肌梗死风险。

5. 骨性关节炎（OA）重在**预防**，注意关节保暖，避免关节过度劳累，避免不良姿势，减少不合理的运动，避免长时间跑、跳、蹲，减少或避免爬楼梯。

6. 对于手和膝关节 OA，在采用口服药前，建议首先选择**局部药物治疗**。

7. 治疗目的是**减轻或消除疼痛**，矫正畸形，改善或恢复关节功能，改善生活质量。

8. OA 伴轻－中度疼痛患者通常首选**对乙酰氨基酚**，每日最大剂量不超过 4000mg，如果有肝肾疾病、摄入危险剂量酒精时或老年人，应减至半量。

9. 如口服药物治疗效果不显著，可联合关节腔注射**透明质酸钠**，注射前应抽吸关节液。

10. 对 NSAIDs 药物治疗 4~6 周无效的严重 OA 或不能耐受 NSAIDs 药物治疗、持续疼痛、炎症明显者，可行关节腔内注射**糖皮质激素**。值得注意的是，长期使用可加剧关节软骨损害，不主张随意及多次反复使用，每年最多不超过 3~4 次。

11. 改善病情类药物及软骨保护剂包括**双醋瑞因**、氨基葡萄糖等。此类药物在一定程度上可延缓病程，改善患者症状。

12. 出现关节弹响、关节酸痛、关节僵硬症状应重视，**早期就诊**是治疗的关键。

13. 使用吲哚美辛应注意**过敏反应**及消化道系统、血液系统、肾脏不良反应。

14. 使用双氯芬酸应注意消化道损害、肾损害、高血压，缓释片不可**嚼碎**服用。

第十八章 病毒性疾病

第一节 病毒性肝炎

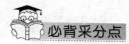

必背采分点

1. 病毒性肝炎是由**各种肝炎病毒**引起的、以肝脏损害为主的全身性传染病。

2. 病毒性肝炎包括甲型病毒性肝炎、乙型病毒性肝炎、丙型病毒性肝炎、丁型病毒性肝炎、**戊型病毒性肝炎**等。

3. 病毒性肝炎急性病例多在**2～4个月**后恢复,部分乙、丙、丁型肝炎则易变成慢性,少数可发展为肝硬化,甚至发生肝细胞癌,重型肝炎病死率高。

4. 甲型、乙型肝炎已有有效的疫苗进行预防,而近年我国自主研制的**戊型肝炎疫苗**已经通过Ⅲ期临床验证,取得了很好的效果。

5. 甲型肝炎病毒(HAV)是一种**嗜肝小核糖核酸**

(RNA）病毒，其抵抗力较其他肠道病毒强。

6. 血液中的**乙肝病毒脱氧核糖核酸**是 HBV 感染最直接、特异和灵敏的指标。

7. **重型乙型肝炎患者**，**机体过强的免疫应答反应**是肝细胞大面积坏死的重要原因。

8. 丙型肝炎病毒（HCV）属于**黄病毒科丙型肝炎病毒属**，也是一种 RNA 病毒。

9. 丁型肝炎病毒（HDV）是需与 **HBV 共生**才能复制的一种缺陷 RNA 病毒。

10. 戊型肝炎病毒（HEV）是一种**经肠道传播**的 RNA 病毒。戊型肝炎的发病原理尚不清楚，可能与甲型肝炎类似。

11. 甲型肝炎和戊型肝炎的传染源是**急性期患者和亚临床型感染者**，其粪便中可排出 HAV、HEV，以粪—口传播为主要途径。

12. 急性感染患者病毒血症期间的**血液**亦具有传染性。

13. 甲型肝炎可发生于任何年龄，但主要为儿童和青少年；**冬春季**高发。

14. 成人甲肝的临床症状一般较儿童为**重**。

15. 戊型肝炎以**水型流行**最常见，具有明显季节性，多见于雨季或洪水之后；发病人群以青壮年为主，孕妇易感性较高,病情重且病死率高。

16. 急性无黄疸型肝炎远较急性黄疸型肝炎常见,占急性肝炎病例的**90%以上**。

17. 各型病毒性肝炎均可引起重型肝炎,我国以**乙型肝炎**最多,各型间的同时感染或重叠感染更易诱发重型肝炎。

18. 急性重型肝炎(急性肝衰竭)亦称**爆发性肝炎**,常有过度劳累、酒精、妊娠、合并感染、药物性肝损伤等诱因;起病急,症状重。

19. 亚急性重型肝炎(亚急性肝衰竭):急性黄疸型肝炎,起病15日至24周,肝炎症状急剧加重,并出现出血、腹水和肝性脑病表现,存活者约1/3发展为**肝炎后肝硬化**。

20. 慢性重型肝炎(慢性肝衰竭)是在肝硬化基础上发生的**亚急性重型肝炎**。

21. 肝炎后肝硬化可分为**代偿性和失代偿性**。

22. 急性肝炎多在**3个月内**恢复健康。

23. 青少年和成人感染HBV者中多数可以清除,只有5%~10%发展为慢性,而HCV感染的慢性化率为**50%~85%**。

24. 慢性乙型肝炎每5年有12%~20%发展为肝硬化,肝硬化者每5年有20%~30%发展至**失代偿肝硬**

化，6%~15%发展为肝癌。

25. 乙型病毒性肝炎抗病毒治疗药物有α-干扰素和**核苷酸类似物**两大类。

26. α干扰素的剂型有**普通干扰素（短效）和聚乙二醇干扰素（长效PEG-IFN）**两种，每种又可分为α-2a和α-2b。

27. α-干扰素联合**利巴韦林**仍是慢性病毒性肝炎的标准治疗方案。

28. 乙肝病毒抵抗力较强，但在65℃加热10小时、**煮沸10分钟**或高压蒸汽均可灭活HBV。

历年考题

【A型题】干扰素治疗乙型病毒性肝炎的禁忌证不包括（ ）【2016年真题】

A. 妊娠　　　　　　　B. 自身性免疫性疾病
C. 失代偿期肝硬化　　D. 癫痫
E. 消化性溃疡

【考点提示】E。干扰素治疗的禁忌证：妊娠、精神病史（如严重抑郁症）、未能控制的癫痫、未戒断的酗酒/吸毒者、未经控制的自身免疫性疾病、失代偿期肝硬化、有症状的心脏病、治疗前中性粒细胞百分比<0.1和（或）血小板计数<50×10^9/L。相对禁忌证：甲

状腺疾病、视网膜病、银屑病、既往抑郁症史、未控制的糖尿病、高血压、总胆红素>51mmoL/L（特别是以间接胆红素为主者）。

第二节 艾滋病

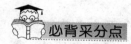

必背采分点

1. 获得性免疫缺陷综合征（AIDS）是由人类免疫缺陷病毒（HIV）所引起的传染病，在我国传染病防治法中被列为乙类传染病，属于**性传播疾病**。

2. HIV属于逆转录病毒科慢病毒属，为**正链单股RNA病毒**。

3. 根据基因的差异分为HIV-1和HIV-2两型，两型均能引起艾滋病，HIV-1型在**世界范围内传播**，而HIV-2型主要局限于西非等地。

4. HIV感染者、**无症状病毒携带者**和艾滋病患者均是传染源。

5. 经性途径传播、**经血或血制品传播**及母婴垂直传播是艾滋病的主要传播途径，尤其是男性同性恋经肛门性交传播是近年来我国新增艾滋病感染者的主要感染途径。

6. 许多人不出现真正的急性感染期，此期可查到

HIV 抗原和病毒 RNA，2~6 周抗-HIV 抗体才呈现阳性。

7. 无症状病毒携带期（又称临床潜伏期）可持续 2~10 年或更长，平均 5 年。部分患者表现为**持续性全身淋巴结肿大**。

8. 卡波西肉瘤多见于男同性恋艾滋病患者，表现为皮肤上呈现**蓝紫色或棕色结节或斑块**。

9. 确诊的实验室检查方法有：①**蛋白免疫印迹法（Western Blot 法）** 检测 HIV 抗体阳性为确证结果；② HIV-RNA 定量检测≥2 次阳性。

10. 抗病毒治疗的目标是**抑制病毒复制**，重建患者的免疫系统，预防和减少机会性感染及肿瘤的发生，有效缓解病情，延长生存期。

11. 艾滋病抗病毒药物治疗强调多种药物联合治疗，俗称"鸡尾酒疗法"。

12. 治疗艾滋病的一线药物目前**免费**提供给患者。

第三节 带状疱疹

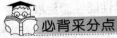

必背采分点

1. 婴幼儿主要通过**呼吸道黏膜**入侵，或接触感染者的疱液或输入病毒血症期的血液感染水痘-带状疱疹病毒。

2. **水痘**和带状疱疹是由同一种病毒引起的两种不同表现的疾病。

3. 原发感染为水痘,多发生在**儿童**,带状疱疹多为成人,90%病例为50岁以上。

4. 抗病毒治疗尽早应用。首选**阿昔洛韦**,0.4g,每日5次口服,疗程7~10天。

5. 局部治疗以**干燥和消炎**为主,预防感染。

6. 阿昔洛韦主要经肾排泄,可导致**急性肾小管坏死**,肾功能不全患者需减量使用。

7. 卡马西平应避免与**单胺氧化酶抑制剂**合用。

8. **抵抗力下降**是带状疱疹发病的重要原因之一,对于高危人群出现的不明原因疼痛时需考虑此病。

9. 带状疱疹是潜伏在人体脊髓神经后根神经节神经元内的水痘-带状疱疹病毒(VZV)所引起的皮肤疾病。多发生于中老年人,其临床特征为**沿神经分布的簇集性疱疹**,伴显著神经痛,显著影响患者的生活质量。

10. **神经痛**是带状疱疹显著的特征,在皮损消退后可长期遗留神经痛,重者可遗留神经麻痹。

历年考题

【A型题】患者,男,67岁。因带状疱疹前来就诊,实验室检查肌酐清除率 100mL/min，医生处方阿昔洛韦片治疗，对于该患者，适宜的用法用量是（　　）【2016年真题】

　　A. 0.4g，每日5次　　B. 0.4g，每日4次
　　C. 0.4g，每日3次　　D. 0.4g，每日2次
　　E. 0.4g，每日1次

【考点提示】A。尽早应用。首选阿昔洛韦，0.4g，每日5次口服，疗程7～10天。

第四节　单纯疱疹

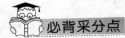

1. 单纯疱疹是由人单纯疱疹病毒（HSV）感染所引起的一组以**皮肤改变**为主的常见传染病。

2. HSV是双股DNA病毒，分为HSV-Ⅰ型和HSV-Ⅱ型两个血清型。Ⅰ型主要侵犯**面部皮肤黏膜、脑**，Ⅱ型主要侵犯生殖器、肛门等部位及新生儿。两者间存在交叉免疫。

3. 人是HSV**唯一的自然宿主**，HSV主要存在于感染者的疱疹液、唾液及粪便中。

4. 急性期 HSV 患者及**带病毒"正常人"**为传染源。

5. 皮肤口腔疱疹好发于口唇、鼻周、口腔黏膜，出现**群集性米粒大小水疱**，同时可有 2～3 簇。1～2 周后干燥结痂，痊愈不留瘢痕。

6. 生殖器疱疹属于**性传播疾病**。

7. 新生儿疱疹由 HSV－Ⅱ**母婴垂直传播**所致。轻者为皮肤疱疹，重者可有中枢神经系统感染及全身各脏器血行性播散性感染，病死率极高。

8. 单纯疱疹临床特征为皮肤、黏膜成簇出现**单房性水疱**，主要发生于面部或生殖器，全身症状轻，易于复发。若发生单纯疱疹性脑炎或全身播散性疱疹时，病情重、预后差。

9. 生殖器单纯疱疹患者易感染 HIV，艾滋病患者中 HSV 感染率也明显升高，与相同的感染途径有关。艾滋病患者生殖器疱疹**复发率高且病情重**。

10. 对于非典型病例和单纯疱疹病毒性脑炎、血行播散感染者，采用 **PCR 技术检查血液**或脑脊液中的 HSV 基因；取材行病毒接种，并鉴定病毒种类。

11. 重症患者、HSV 脑炎、新生儿疱疹感染者，使用**阿昔洛韦静脉滴注**，按体重 1 次 10mg/kg，tid，疗程 10 天。

第十九章　妇科疾病与计划生育

第一节　围绝经期综合征

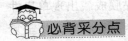
必背采分点

1. 绝经可分为<u>自然绝经和人工绝经</u>两种。

2. 更年期综合征的根本原因是由于卵巢功能衰竭、卵巢分泌的<u>雌激素</u>减少。

3. 更年期综合征多发生于 **45～55 岁**，大多数妇女可出现轻重不等的症状。

4. **潮热、出汗**是血管舒缩功能不稳定的表现，是更年期综合征最具特征性的症状。

5. 血管舒缩症状持续数秒至数分钟不等，发作频率每天数次至 30～50 次。<u>夜间或应激状态易促发</u>。

6. 围绝经期综合征主要是**卵巢功能衰退，雌激素减少**引起。

7. **单纯孕激素补充**治疗适用于绝经过渡期，调整卵巢功能衰退过程中出现的月经问题。

8. **单纯雌激素补充**治疗适用于已切除子宫的妇女。

9. 围绝经期开始的 MHT 可以降低**心血管疾病**的风险。

10. 对于合并有急迫性尿失禁或膀胱过度活动的绝经后期妇女，一线治疗方法为**行为治疗**和 M 受体阻断剂（托特罗定、索利那新）加阴道局部使用雌激素。

11. 对于 40 岁以前切除双侧卵巢的妇女，可考虑应用雌激素和必要时**雄激素治疗**。

12. 对于有胆囊疾病者，若需要 MHT 推荐**经皮吸收雌激素**。

13. MHT 对延缓皮肤老化有益处，并且**不增加**体重。

第二节　计划生育与避孕

必背采分点

1. 避孕主要控制生殖过程中 3 个关键环节：①抑制精子与卵子产生；②阻止精子与卵子结合；③**使子宫内环境不适宜受精卵着床和发育**。

2. 理想的避孕方法应符合**安全、高效、简便、实用和经济**的原则，对性生活及性生理无不良影响，男女双方均能接受并愿意持久使用。

3. 目前常用的避孕方法有工具避孕、药物避孕、宫内节育器、**自然避孕和绝育术**。

4. **宫内节育器**是一种安全、有效、简便、经济、长效和可逆的避孕方法,为我国育龄妇女的主要避孕措施。

5. 目前使用的是**含铜离子（Cu^{2+}）、激素及药物**的活性宫内节育器。

6. 激素避孕指女性使用**甾体激素**避孕。

7. 甾体避孕药的成分是**孕激素和雌激素**,适用于无禁忌证的育龄女性,是一种高效避孕方法。

8. 第一代复方口服避孕药的孕激素主要为**炔诺酮**。

9. 第二代复方口服避孕药的孕激素为**左炔诺孕酮**,活性比第一代强,具有较强的抑制排卵作用。

10. 目前市场上所供应的内含第三代复方短效口服避孕药（COC）成分的有**复方去氧孕烯雌醇片、复方孕二烯酮片**等。

11. 复方短效口服避孕药：是**雌激素和孕激素**组成的复合制剂。

12. 复方长效口服避孕药：由**长效雌激素和人工合成孕激素**配伍制成,服药 1 次可避孕 1 个月。

13. 长效避孕针有单孕激素制剂和**雌、孕激素复合**

制剂两种，有效率达98%以上。

14. 长效避孕针适用于对口服避孕药有明显**胃肠道反应者**。

15. 皮下埋植剂是一种**缓释系统**的避孕剂，有效率达99%以上。

16. 缓释阴道避孕环是以硅胶为载体含孕激素的阴道环，国产阴道环为**甲地孕酮硅胶环**，1次放置避孕1年，经期不需取出。

17. 紧急避孕药主要有雌激素-孕激素复方制剂、**单孕激素制剂**及抗孕激素制剂3大类。

18. 目前临床常用的有避孕栓剂、片剂、胶冻剂、凝胶剂及避孕薄膜等，活性成分为**壬苯醇醚**，能破坏精子细胞膜使精子失去活性。

19. 自然避孕包括日历表法、基础体温法、**宫颈黏液观察法**。

20. 日历表法适用于周期规则妇女，排卵通常发生在下次月经前**14日**左右，据此推算出排卵前后4~5日为易受孕期，其余时间视为安全期。

21. 终止早期妊娠的人工流产方法包括手术流产和**药物流产**。

22. 手术流产是采用手术方法终止妊娠，包括负压吸引术和**钳刮术**。

23. 药物流产是用药物终止早孕的一种避孕失败的补救措施，有<u>米非司酮和米索前列醇</u>。

24. 米非司酮是一种类固醇类的抗孕激素制剂，具有<u>抗孕激素及抗糖皮质激素</u>作用。

25. 新婚期可选择<u>复方短效口服避孕药</u>，使用方便，避孕效果好，不影响性生活及生育，列为首选。

26. 哺乳期以不影响乳汁质量及婴儿健康为原则。首选<u>阴茎套</u>，也可选用单孕激素制剂长效避孕针或皮下埋植剂，使用方便，不影响乳汁质量。

历年考题

【A 型题】用于紧急避孕的药物是（　　）【2015 年真题】

A. 左炔诺孕酮　　　　B. 黄体酮
C. 甲睾酮　　　　　　D. 罗格列酮
E. 丁螺环酮

【考点提示】 A。紧急避孕药：①雌激素－孕激素复方制剂：我国现有复方左炔诺孕酮片，含炔雌醇 30pg、左炔诺孕酮 150yg，在无保护性生活后 72 小时内服 4 片，12 小时后再服 4 片。②单孕激素制剂：左炔诺孕酮片（含左炔诺孕酮 0.75mg），无保护性生活 72 小时内服 1 片，12 小时重复 1 片。正确使用的妊娠率仅

4%。③抗孕激素制剂：米非司酮片（10mg或25mg），在无保护性生活72小时内服用1片即可，有效率达85%以上，妊娠率2%。紧急避孕仅对一次无保护性生活有效，避孕有效率明显低于常规避孕方法，且紧急避孕药激素剂量大，不良反应亦大，不能替代常规避孕。

第二十章 中毒解救

第一节 一般救治措施

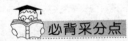

1. 急性中毒救治的步骤是：①快速确定诊断，估计中毒程度；②<u>**尽快排出尚未吸收的毒物，以降低中毒程度**</u>；③对已吸收的毒物采取排毒和解毒措施；④对症与支持治疗。

2. 吸入性中毒应**尽快使患者脱离中毒环境**，呼吸新鲜空气，必要时给予氧气吸入、进行人工呼吸。

3. 经皮肤和黏膜吸收中毒，对由伤口进入或其他原因进入局部的药物中毒，要用<u>止血带结扎</u>，尽量减少毒物吸收，必要时行局部引流排毒。

4. 眼内污染毒物时，必须立即<u>**用清水冲洗至少5分钟**</u>，并滴入相应的中和剂；对固体的腐蚀性毒物颗粒，要用眼科器械取出异物。

5. 大多数中毒患者为口服摄入，排毒最直接的方法是**催吐、洗胃**。

6. 洗胃的目的主要是清除胃内毒物，阻止毒物吸收和毒物吸附，对**水溶性药物中毒**，洗胃比较适用。

7. 强腐蚀剂中毒患者**禁止洗胃**，因可能引起食道及胃穿孔。

8. 导泻一般用硫酸钠或硫酸镁 15～30g 溶解于 200mL 水中内服导泻，以**硫酸钠**较为常用。

9. 若毒物引起严重腹泻，则不能用**导泻法**。

10. 腐蚀性毒物中毒或极度衰弱者**禁用导泻法**。

11. 镇静药与催眠药中毒时，避免使用**硫酸镁**导泻。

12. 洗肠一般用**1%微温盐水**、1%肥皂水或清水，或将药用炭加于洗肠液中，以加速毒物吸附后排出。

13. 血液净化的方法主要有**血液透析**、腹膜透析、血液灌注、血液滤过和血浆置换等。

14. 某些毒物有特效的拮抗剂，因此在进行排毒的同时，应积极使用特效拮抗剂。拮抗剂可分为四类：物理性拮抗剂、化学性拮抗剂、**生理性拮抗剂**、特殊解毒剂。

15. 物理性拮抗剂：药用炭等可吸附中毒物质，蛋白、牛乳可沉淀重金属，并**对黏膜起保护润滑**作用。

16. **二巯丙醇**用于砷、汞、金、铋及酒石酸锑钾中毒。

17. **二巯丁二钠（二巯琥珀酸钠）** 用于锑、铅、汞、砷的中毒，并预防镉、钴、镍的中毒。

18. **依地酸钙钠（解铅乐、EDTA Na - Ca）** 用于铅、锰、铜、镉等中毒，尤以铅中毒疗效好，也可用于镭、钚、铀、钍中毒。

19. **青霉胺（D-盐酸青霉胺）** 用于铜、汞、铅中毒的解毒，治疗肝豆状核变性病。

20. **亚甲蓝（美蓝）** 用于氰化物中毒，小剂量可治疗高铁血红蛋白血症（亚硝酸盐中毒等）。

21. **硫代硫酸钠（次亚硫酸钠）** 主要用于氰化物中毒，也用于砷、汞、铅中毒等。

22. 碘解磷定（解磷定）用于**有机磷中毒**。

23. 氯磷定用于**有机磷中毒**。

24. 双复磷用途同氯磷定。其特点是能通过**血脑屏障**。

25. 盐酸戊乙奎醚用于**有机磷农药中毒**和中毒后期或胆碱酯酶（ChE）老化后维持阿托品化。

26. 亚硝酸钠治疗**氰化物中毒**。

27. 乙酰胺（解氟灵）用于**有机氟杀虫农药中毒**。

28. 乙酰半胱氨酸用于对**乙酰氨基酚过量**所致的中毒。

中毒解救 第二十章

29. 氟马西尼用于<u>苯二氮䓬类药物</u>过量或中毒。

历年考题

【A 型题】1. 通过血液和腹膜透析均可清除的药物是（　　）【2014年真题】
A. 地高辛　　　　　　B. 环丙沙星
C. 布洛芬　　　　　　D. 头孢唑林
E. 妥布霉素

【考点提示】E。血液和腹膜透析均可清除的药物：妥布霉素；不能由透析清除：地高辛；能由血液透析清除而不能由腹膜透析清除尚无可靠资料的：布洛芬；不能由腹膜透析清除但是能由血液透析清除：环丙沙星。

【B 型题】(2~3 题共用选项)【2016年真题】
A. 氟马西尼　　　　　B. 青霉胺
C. 乙氟胺　　　　　　D. 纳洛酮
E. 亚硝酸钠
2. 用于治疗铅中毒的特殊解毒剂是（　　）
3. 用于治疗二氮䓬类药物中毒的特殊解毒剂是（　　）

【考点提示】B、A。青霉胺可用于驱铅治疗，但是由于毒性较大现已不推荐使用。因为络合剂不能移出骨组织中的铅,因此,治疗后可出现血铅水平反弹,症状反复,可再次驱铅治疗。氟马西尼是特异的苯二氮䓬受体拮抗剂,能快速逆转昏迷。

第二节 催眠药、镇静剂、阿片类及其他常用药物中毒

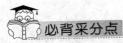

1. 巴比妥类镇静催眠药中毒表现以<u>中枢神经系统抑制症状</u>为主。

2. <u>血液、呕吐物及尿液</u>的巴比妥测定有助于确立中毒物质。

3. 巴比妥类镇静催眠药重度中毒可有一段<u>兴奋期</u>,患者可发生狂躁、谵妄、幻觉、惊厥、瞳孔放大(有时缩小)、全身反应弛缓,角膜、咽、腱反射均消失,瞳孔对光反射存在,昏迷逐渐加深。

4. 苯二氮䓬类镇静催眠药中毒偶可发生过敏性皮疹、白细胞减少症和<u>中毒性肝炎</u>。

5. <u>氟马西尼</u>是特异的苯二氮䓬受体拮抗剂,能快速逆转昏迷,首次静脉注射剂量为 0.3mg。如果在 60 秒内未达到所需的清醒程度,可重复使用直至患者清醒或达

总量2mg。

6. 氟马西尼可致焦虑、头痛、眩晕、恶心、呕吐、震颤等不良反应,可能引起**急性戒断**状态。

7. 阿片类药物主要包括阿片、吗啡、可待因、复方樟脑酊等,主要作用是**抑制中枢神经系统**。

8. 这类药在镇痛的同时还可引起**欣快感觉**,诱使用药者有重复用药的要求。

9. 阿片类药物中毒,在中毒患者因窒息而发生虚脱之前,其**脊髓反射**可以增强。

10. 急性吗啡中毒后,在6~12小时内多死于**呼吸麻痹**;超过12小时后,往往呼吸道感染而死于肺炎;超过48小时者预后较好。故应争取时间迅速治疗。

11. **纳洛酮和烯丙吗啡**为阿片类药物中毒的首选拮抗剂,其化学结构与吗啡相似,但与阿片受体的亲和力大于阿片类药物,能阻止吗啡样物质与受体结合,从而消除吗啡等药物引起的呼吸和循环抑制等症状。

12. 纳洛酮肌内注射或静脉注射,一次**0.4~0.8mg**,可致肺水肿、室颤等不良反应。

13. 盐酸丙烯吗啡也有对抗吗啡的作用,肌注或静脉注射5~10mg,必要时10~15分钟重复给药,总量不超过**40mg**。

14. 三环类抗抑郁药具有中枢和周围抗胆碱能作用,

抑制心肌收缩，心排出量降低，并影响化学和压力感受器，从而引起**低血压**。

15. 吩噻嗪类抗精神病药中毒，治疗奎尼丁样心脏毒性（Q-T间期延长、QRS波宽大）：可用**5%碳酸氢钠**注射液静脉滴注。

16. 苯丙胺类物质中毒，急性中毒以**中枢神经系统**表现为主。

17. 瘦肉精中毒，患者可通过食用**含瘦肉精的动物内脏或肉类**导致中毒。

18. 血中乙醇浓度达**0.35%~0.40%**时可导致死亡。

19. 急性乙醇中毒成人大致可分为三期：兴奋期、**共济失调期**、昏睡期。

20. **纳洛酮**能解除酒精中毒的中枢抑制，并能促进乙醇体内转化，缩短昏迷时间，有催醒作用。可肌内或静脉注射，每次0.4~0.8mg，静脉注射1~2分钟即可达到峰浓度，必要时可间隔1小时重复给药。

历年考题

【X型题】1. 治疗乙醇中毒的措施中，正确的有（　　）【2015年真题】

　　A. 单纯急性轻度乙醇中毒不需要治疗，居家嘱其保暖，防止呕吐物误吸

B. 催吐、洗胃和活性炭不适用于单纯性乙醇中毒
C. 急性乙醇中毒者,肌内或静脉注射阿扑吗啡
D. 急性乙醇中毒者,肌内或静脉注射纳洛酮
E. 严重乙醇中毒者,静脉注射50%葡萄糖注射液、胰岛素,同时肌内注射维生素B_1、维生素B_6

【考点提示】ABDE。由于酒精吸收迅速,催吐、洗胃和活性炭不适用于单纯酒精中毒患者。洗胃应评估病情,权衡利弊。严重者,静脉注射50%葡萄糖注射液100mL,胰岛素20U;同时肌内注射维生素B_1、维生素B_6及烟酸各100mg,以加速乙醇在体内氧化,促进清醒。促酒精代谢药物美他多辛是乙醛脱氢酶激活剂,并能拮抗急、慢性酒精中毒引起的乙醇脱氢酶(ADH)活性下降;加速乙醇及其代谢产物乙醛和酮体经尿液排泄,属于促酒精代谢药。每次0.9g静脉滴注给药。给患者适当保暖;如有脱水现象,应即补液;低血压时,用升压药物及其他抗休克疗法。急性酒精中毒应慎重使用镇静剂,烦躁不安、过度兴奋者,可用小剂量苯二氮䓬类药;有惊厥者可酌用地西泮、10%水合氯醛等。勿使用吗啡及巴比妥类药,防止加重呼吸抑制。血液透析可用于病情危重或经常规治疗病情恶化患者。

【X型题】2. "瘦肉精"中毒的解救方法有( )

【2014年真题】

A. 催吐 B. 洗胃
C. 导泻 D. 给予美托洛尔
E. 给予克伦特罗

【考点提示】ABCD。轻度中毒,停止饮食,平卧,多饮水,静卧后可好转。重度中毒,催吐、洗胃、导泻;监测血钾,适量补钾;口服或者静脉滴注β-受体阻断剂如普萘洛尔、美托洛尔、艾司洛尔等。

第三节 有机磷、香豆素类杀鼠药、氟乙酰胺、氰化物、磷化锌及各种重金属中毒

必背采分点

1. 有机磷农药急性中毒后,经一定的潜伏期即开始出现相应的临床症状。一般而言,经消化道中毒者,其潜伏期约**0.5小时**,空腹时潜伏期更短;皮肤接触者潜伏期8~12小时;呼吸道吸入者在1~2小时内发病。

2. 有机磷中毒按照临床表现可分为三级:轻度中毒、中度中毒、重度中毒。中度中毒上述症状更加明显,精神恍惚、言语不清、流涎、肌肉颤动、瞳孔缩

小、肺部有湿啰音。血胆碱酯酶活力降至**30%～50%**。

3. 脱离中毒环境,脱去被污染衣服,用**肥皂水或1%～5%碳酸氢钠溶液**反复清洗被污染的皮肤和头皮。

4. 驱汞治疗,二巯丁二钠肌内注射,一次 0.5g,一日 2 次;缓慢静脉注射,急性中毒,首次**2g**,用注射用水稀释,以后一次 1g,1 小时给予 1 次,共 4～5 次。

5. 有机磷中毒解毒剂碘解磷定,重度中毒:缓慢静脉注射**1～1.2g**,30 分钟后如不显效,可重复给药,好转后逐步停药。

6. 有机磷中毒解毒剂氯解磷定,轻度中毒:肌内注射**0.25～0.5g**,必要时 2 小时后重复给药 1 次。

7. 用阿托品治疗重度中毒的原则是"**早期、足量、重复给药**",达到阿托品化而避免阿托品中毒。

8. 香豆素类杀鼠药口服中毒者,应及早催吐、洗胃和导泻。禁用**碳酸氢钠溶液**洗胃。

9. 驱汞治疗,青霉胺一日**1g**,分 4 次服用,5～7 天为 1 个疗程,停药 2 天后,开始第 2 个疗程,一般 1～3 个疗程。需注意的是青霉素过敏者禁用。

10. 氟乙酰胺急性中毒时,可出现中枢神经系统障碍和**心血管系统障碍**为主的两大症候群。

11. 氟乙酰胺中毒后,潜伏期较**短(30～120 分钟)**。

12. **抽搐**是氟乙酰胺中毒最突出的表现,来势凶猛,反复发作并且进行性加重,常导致呼吸衰竭而死亡。

13. 氟乙酰胺中毒口服者洗胃,用**氢氧化铝凝胶或蛋清**保护消化道黏膜。皮肤污染引起中毒者立即脱去污染衣物,彻底清洗皮肤。

14. 驱汞治疗,二巯丙醇用于急性中毒时,成人常用肌内注射剂量为**2~3mg/kg**。第一、二天,每4~6小时1次;第三天改为每6小时1次;第四天起减少到每12小时1次。疗程一般为10天。

15. 氟乙酰胺中毒对症治疗,如有抽搐、惊厥患者可给予**镇静剂或冬眠疗法**。

16. 吸入高浓度氰化氢气体可导致猝死,非猝死患者呼出气体中可有**苦杏仁**气味。

17. 吸入氰化物中毒者立即将**亚硝酸异戊酯**1~2安瓿包在手帕内打碎,紧贴在患者口鼻前吸入,每1~2分钟吸入15~30秒。根据病情反复吸入数次,直至静脉注射亚硝酸钠为止。

18. 磷化锌是一种毒鼠药,具有**蒜臭味**。

19. 磷化锌食后多在**48小时内**发病。

20. 根据磷化锌中毒的主要表现,其临床过程一般可分为3期,第1期为**立即反应期**,服药数小时内,上腹部疼痛、恶心、呕吐,严重者可并发上消化道出血,此期可持续 7~8 小时。

21. 第 2 期为**缓解期**，胃肠道症状有不同程度的缓解，甚至完全消失，患者可无自觉症状，一般持续 1~3 天。

22. 第 3 期为**全身反应期**，其表现以神经系统和心肝肾等实质脏器受损为主，此期一般 1 周~3 周不等。

23. 磷化锌中毒的抢救治疗包括催吐、洗胃、导泻、对症和支持疗法。口服中毒者，立即用**1% 硫酸铜溶液**催吐。禁用阿扑吗啡。

24. 磷化锌中毒洗胃后口服**硫酸钠**（忌用硫酸镁）30g 导泻。禁用油类泻剂，也不宜用蛋清、牛奶、动植物油类，因磷能溶解于脂肪中，可促进吸收而加重中毒。

25. 磷化锌中毒对症治疗：呼吸困难时给氧，并给予**氨茶碱**。禁用胆碱酯酶复活剂。

26. 铅中毒以无机铅中毒为多见，主要损害神经系统、消化系统、造血系统及肾脏。职业性铅中毒的侵入途径主要是经过**呼吸道吸入**。

27. 急性铅中毒主要是通过**消化道摄入**。

28. 急性铅中毒可表现为恶心、呕吐、口内有**金属味**、腹胀、腹绞痛、便秘或腹泻、血压升高，但是腹部没有明显的压痛点和肌紧张。

29. 清除毒物脱离污染源，经消化道引起的急性中毒应立即用**1%硫酸镁或硫酸钠**洗胃，以形成难溶性铅盐，阻止铅吸收。

30. 由环境污染引起的汞中毒事件罕见。急性汞中毒主要由口服升汞等汞化合物引起，慢性中毒大多数由**长期吸入汞蒸气**引起，少数由应用汞制剂导致。

31. 急性汞中毒：经口服中毒患者在服用数分钟到数十分钟之内可出现**急性腐蚀性口腔炎和胃肠炎**，口腔和咽喉灼痛，并有恶心、呕吐、腹痛、腹泻。

32. 驱汞治疗，二巯丙磺钠用于急性金属中毒时可静脉注射，每次**5mg/kg**，每4～5小时1次，第二日，2～3次/日，以后1～2次/日，7日为1疗程。

历年考题

【A型题】1. 解救有机磷中毒过程中，如阿托品应用过量，应立刻给予（　　）

【2015年真题】

A. 毛果芸香碱　　B. 东莨菪碱
C. 麻黄碱　　　　D. 山莨菪碱
E. 茶碱

【考点提示】A。阿托品化的指征是瞳孔扩大、面部潮红、皮肤干燥、口干、心率加快。当达到阿托品化或毒蕈碱样症状消失时，酌情减量、延长用药间隔时间,并维持用药数日。严重缺氧的中毒患者,使用阿托品时有发生室颤的危险,应同时给氧。对伴有体温升高的中毒患者,应物理降温,并慎用阿托品。阿托品与胆碱酯酶复活剂合用时,阿托品剂量应适当减少。患者如出现谵妄、躁动、幻觉、全身潮红、高热、心率加快甚至昏迷时,则为阿托品中毒,应立即停用阿托品,并可用毛果芸香碱解毒,但不宜使用毒扁豆碱。

【A型题】2. 乙酰胺可以用于解救(　　)【2014年真题】

　　A. 有机氟农药中毒　　B. 有机磷农药中毒
　　C. 有机硫农药中毒　　D. 灭鼠药中毒
　　E. 有机氯农药中毒

【考点提示】A。氟乙酰胺性质稳定,通常情况下,经过长期保存或经高温、高压处理后毒性不变,属于高毒类灭鼠药。氟乙酰胺中毒特殊解毒剂乙酰胺(解氟灵)肌内注射,一次2.5~5g,一日2~4次,或一日0.1~0.3g/kg,分2~4次注射。

【A型题】3. 引起人体出现鼻出血、便血、尿血及凝血时间延长的物质是(　　)

【2014年真题】

A. 瘦肉精 B. 克灭鼠
C. 敌敌畏 D. 巴比妥
E. 百草枯

【考点提示】B。香豆素类杀鼠药常因误食或自杀而引起中毒。在误食后即表现恶心、呕吐、食欲缺乏及精神不振等。随后可出现鼻出血、齿龈出血、咯血、便血、尿血及贫血，出血、凝血时间延长。并可有关节疼痛、腹部疼痛、低热及舒张压偏低等，皮肤紫癜的特点为斑丘疹及疱疹状，圆形及多形性红斑，极易与血友病混淆。

【X型题】4. 用于有机磷中毒的解救药物有（　　）【2015年真题】

A. 阿托品 B. 碘解磷定
C. 氟马西尼 D. 亚甲蓝
E. 硫代硫酸钠

【考点提示】AB。应用解毒剂：有机磷中毒解毒剂，阿托品1~2mg（肌内注射或静脉注射，严重中毒时可加大5~10倍），每15~20分钟重复1次，直到青紫消失，继续用药到病情稳定，然后用维持量，有时需用药2~3天。碘解磷定：轻度中毒：静脉注射0.4g，必要时2小时后重复给药1次；中度中毒：静脉注射